*Monthly Book*

# Medical Rehabilitation

って………

JN115620

　医学の歴史を振り返る〔　〕，救命のための様々なチューブ挿入への挑戦が，古くから行われてきたことに驚かされる.

　気管切開は紀元前から行われていたとの記述があるが，金属製の気管カニューレを初めて考案したのは，イタリアの解剖学者兼外科医の Fabricius で，16 世紀末のことだった. 1730 年に Martine が複管式を，1932 年には Guede と Waters がカフ付きを考案し，その後気管カニューレの材料は，らせん鋼線，ゴム製，合成樹脂製(テフロン，ナイロン，シリコン，ポリエチレン，ポリ塩化ビニール，メタアクリル酸樹脂)へと進化した.

　経管栄養は，1598 年の Capivacceues による動物の膀胱で造ったチューブでの食道注入が初めてとされ，1790 年の Hunter によるウナギの皮でできたチューブや 1822 年の Jukes によるゴム製のチューブの報告が続き，その後経鼻胃管法，胃瘻造設術，間欠的経管栄養法の開発につながっている.

　尿道カテーテルとしては，紀元前から金銀鉄，木，青銅，ブロンズなどの人工物が使われていたが，1665 年に Fabricius が布製のカテーテルを用い，1860 年に Nelaton が柔軟性のあるゴム製のカテーテルを開発，その後 Zorgniotti や Foley がバルーンカテーテルを開発した. 1966 年の Guttmann による間欠導尿の開発は脊髄損傷患者の尿路合併症の激減につながった.

　このような先人の絶え間ない努力や材料の進化によって，より多くの人命が救われるようになり，100 年前には救命すらままならなかった脳卒中や脊髄損傷の生存率や生存期間の向上に大きく影響したことは疑いようもない. 一方で，その結果として患者数や障害者数も増加し，それに対応するためのリハビリテーション医学やシステムが大きく進歩してきた歴史もある. チューブの進歩が結果的にリハビリテーション医療の進化を促してきた面があることを考えると，私達リハビリテーション医療に携わるものがドレーン・カテーテル・チューブについて「知らなかった」では歴史が許してくれないであろう.

　昨今の医療現場を見ても，リハビリテーションにおけるチューブへの対応は急務となっている. 急性期リハビリテーション開始の早期化や回復期リハビリテーション病棟入院患者の重度化により，医学的に不安定で，様々なチューブが入った状態でリハビリテーションやケアに関わらざるを得ないケースは増加している. また，急性期で入れたチューブも，回復とともに不要となることが多々あるため，回復期リハビリテーション病棟には，チューブ付きの患者でも断ることなくむしろ積極的に受け入れ，単に受入れるだけでなく，できるだけ抜く努力をして，医療依存度をなるべく減らした状態で生活期にバトンタッチする姿勢も求められている.

　今回の特集が，リハビリテーションにおけるチューブに対する前向きな姿勢形成への一助となれば幸いである.

2023 年 12 月
菅原英和

# Key Words Index

# Writers File

ライターズファイル（50音順）

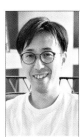

**石井　暁**
（いしい　あきら）

| | |
|---|---|
| 2004年 | 山口大学医学部医学科卒業 / 東京女子医科大学臨床研修センター |
| 2006年 | 同大学脳神経外科 |
| 2007年 | 同大学八千代医療センター脳神経外科 |
| 2008年 | 東京都立府中病院脳神経外科 |
| 2009年 | 朝霞台中央総合病院脳神経外科 |
| 2012年 | 東京女子医科大学脳神経外科, 助教 |
| 2015年 | 在宅総合ケアセンター元浅草 |
| 2016年 | 初台リハビリテーション病院 |

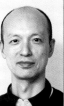

**菅原英和**
（すがわら　ひでかず）

| | |
|---|---|
| 1992年 | 東京慈恵会医科大学卒業 |
| 1994年 | 同大学リハビリテーション医学講座 / 東京都リハビリテーション病院, 診療医員 |
| 1996年 | ニュージャージー医科歯科大学留学 |
| 1998年 | 東京慈恵会医科大学附属病院リハビリテーション科, 助手 |
| 2000年 | 中伊豆リハビリテーションセンター, 診療医 |
| 2004年 | 東京都立大塚病院リハビリテーション科, 診療医長 |
| 2010年 | 初台リハビリテーション病院, 診療部長 |
| 2016年 | 同病院, 院長 |

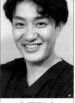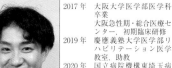

**中西健太**
（なかにし　けんた）

| | |
|---|---|
| 2017年 | 大阪大学医学部医学科卒業 / 大阪急性期・総合医療センター, 初期臨床研修 |
| 2019年 | 慶應義塾大学医学部リハビリテーション医学教室, 助教 |
| 2020年 | 国立病院機構東埼玉病院, 医師 |
| 2023年 | 初台リハビリテーション病院, 医師 |

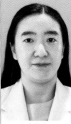

**小川雅子**
（おがわ　まさこ）

| | |
|---|---|
| 1998年 | 横浜市立大学医学部卒業 / 東京大学医学部附属病院外科, 研修医 |
| 1999年 | 三井記念病院麻酔科, 研修医 |
| 2001年 | 都立広尾病院外科, 医員 |
| 2002年 | 都立墨東病院外科, 医員 / 東京大学医学部附属病院胃食道乳腺内分泌外科, 医員 |
| 2003年 | 青山病院外科, 医員 |
| 2004年 | 東京大学大学院医学系研究科外科学専攻消化管外科学 / Vanderbilt University, School of Medicine, research fellow |
| 2007年 | 東京大学大学院医学系研究科外科学講座 |
| 2009年 | 虎の門病院外科, 医員 |
| 2011年 | 東京大学医学部附属病院胃食道外科, 助教 |
| 2012年 | 青梅市立総合病院外科, 医長 |
| 2015年 | 同, 副部長 |
| 2019年 | 同愛記念病院消化管外科, 副部長 |

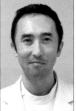

**高橋良輔**
（たかはし　りょうすけ）

| | |
|---|---|
| 1998年 | 九州大学医学部卒業 / 同大学泌尿器科入局 |
| 2004年 | 同大学大学院修了 |
| 2010年 | 米国ピッツバーグ大学留学 |
| 2012年 | 九州大学泌尿器科, 助教 |
| 2018年 | 総合せき損センター泌尿器科, 部長 |

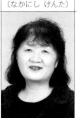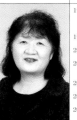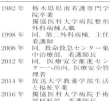

**橋本美雪**
（はしもと　みゆき）

| | |
|---|---|
| 1982年 | 栃木県立南看護専門学院卒業 / 獨協医科大学病院整形外科病棟入職 |
| 1998年 | 第二外科病棟, 主任看護師 |
| 2008年 | 同, 救命救急センター集中治療部, 看護師長 |
| 2012年 | 同, 医療安全推進センターへ出向, 医療安全管理者 |
| 2014年 | 放送大学教養学部生活と福祉卒業 |
| 2016年 | 獨協医科大学病院手術部材料部, 看護師長 |
| 2020年 | 同, 外来看護師長 |
| | 同, 病床管理センター出向 |
| 2021年 | 同, 地域連携・患者サポートセンター入院サポート室看護師長 |

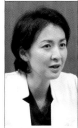

**木村百合香**
（きむら　ゆりか）

| | |
|---|---|
| 1998年 | 東京医科歯科大学医学部附属病院, 研修医 |
| 1999年 | 東京都立大久保病院耳鼻咽喉科, 医員 |
| 2002年 | 蓮田病院耳鼻咽喉科, 医員 |
| 2003年 | 東京都老人医療センター耳鼻咽喉科, 医員 |
| 2010年 | 東京都健康長寿医療センター耳鼻咽喉科, 医長 |
| 2015年 | 昭和大学医学部耳鼻咽喉科学講座, 准教授 |
| 2017年 | 東京都立荏原病院耳鼻咽喉科, 医長 |
| 2024年 | 昭和大学江東豊洲病院耳鼻咽喉科, 教授 |

**武原　格**
（たけはら　いたる）

| | |
|---|---|
| 1994年 | 東京慈恵会医科大学卒業 |
| 1996年 | 同大学リハビリテーション医学講座入局 |
| 2002年 | 米国ペンシルバニア大学リハビリテーション科留学 |
| 2014年 | 東京慈恵会医科大学リハビリテーション医学講座, 准教授 |
| | 東京都リハビリテーション病院, リハビリテーション部長 |
| 2020年 | 同, 研究担当部長 |

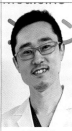

**山徳雅人**
（やまとく　まさと）

| | |
|---|---|
| 2005年 | 聖マリアンナ医科大学卒業 / 同大学病院臨床研修センター |
| 2007年 | 同大学脳神経内科入局 |
| 2011年 | 虎の門病院分院リハビリテーション科出向 |
| 2013年 | 聖マリアンナ医科大学脳神経内科, 助教 |
| 2019年 | 同大学脳神経内科, 講師 / 同大学病院リハビリテーションセンター, 副センター長 |
| 2022年 | 同大学リハビリテーション医学講座, 講師 |

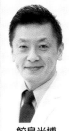

**鮫島光博**
（さめじま　みつひろ）

| | |
|---|---|
| 1998年 | 東京医科大学卒業 / 同大学外科学第5講座入局 |
| 2001年 | 徳之島徳洲会病院外科 |
| 2004年 | 近森リハビリテーション病院 |
| 2007年 | 長崎リハビリテーション病院 |
| 2011年 | 昭和大学リハビリテーション医学講座 |
| 2012年 | 世田谷記念病院リハビリテーション科 |
| 2014年 | 医療法人社団輝生会 |
| 2018年 | 医療法人社団ゆみの |

# Contents

## 知らなかったでは済まされない！
## ドレーン・カテーテル・チューブ管理の基本と注意点

編集／初台リハビリテーション病院院長　菅原英和

Monthly Book

# MEDICAL REHABILITATION No. 296/2024.1 目次

編集主幹／宮野佐年　水間正澄

# 読んでいただきたい文献紹介

　チューブ留置からの離脱を前向きに考えさせられる文献を紹介する.

　大熊らは,気管カニューレが嚥下機能に与える悪影響として,声門下圧形成の阻害,喉頭挙上の阻害,咳嗽力の減弱,喉頭・気管の咳嗽反射閾値の上昇,喉頭の廃用などがあり,回復期でのカニューレ抜去・気管切開孔閉鎖の可能性を追求することの重要性を述べ,実際に回復期リハビリテーション病棟での抜去率が59%と高い割合であった実績も報告している[1].気管切開患者のリハビリテーションの進め方や段階的閉鎖については鈴木らの詳細な報告がある[2].

　経鼻経管栄養チューブ留置が嚥下機能に与える影響について,西らは健常者15名,大野らは嚥下障害患者63名を対象にチューブ抜去前後の嚥下造影を比較検討し,いずれもチューブ抜去により喉頭蓋反転,咽頭残留,食塊の咽頭通過,誤嚥,嚥下の改善を認めたことを報告している[3][4].木佐らは留置された経鼻胃管を早期に抜去し,間欠的経口経管栄養法での栄養管理をしながら嚥下訓練を進めることを推奨している[5].

　脊髄損傷における下部尿路機能障害の診療ガイドライン[6]によると,長期にわたる尿道カテーテル留置は,様々な合併症が起こるリスクが高いため,可能であれば避けるべきであるとしている.尿道カテーテル留置による尿道の合併症には,尿道炎,尿道周囲膿瘍,尿道憩室,尿道皮膚瘻,急性前立腺炎,急性精巣上体炎,前立腺膿瘍,陰嚢内膿瘍があり,カテーテル周囲を通って尿道粘膜に侵入する細菌とカテーテルによる機械的な圧迫が主な原因であるとしている.尿路管理法による症候性尿路感染症(SUTI)の発症率は,間欠的自己導尿(CIC),コンドーム型集尿器,尿道カテーテル留置でそれぞれ,0.41,0.36,2.72回/100人日とされる.上部尿路障害の出現率も,自排尿群,清潔間欠導尿群,尿道カテーテル留置群でそれぞれ7.8%,6.5%,18.2%で,尿道カテーテル留置群が有意に高い.急性期においても適切なタイミングで間欠導尿を開始すべきであるとしている.

1) 大熊るり,木下牧子:回復期リハビリテーション病棟における気管切開患者の転帰. *Jpn J Rehabil Med*,47:47-53,2010.
2) 鈴木康司,堀口利之:気管切開患者の嚥下リハビリテーション. *J Clin Rehabil*,12:785-790,2003.
3) 西　将則ほか:経鼻経管栄養チューブが嚥下に与える影響―嚥下回数,食塊残留・逆流への影響―.リハ医,43:243-248,2006.
4) 大野　綾ほか:経鼻経管栄養チューブが嚥下障害患者の嚥下に与える影響.日摂食嚥下リハ会誌,10(2):125-134,2006.
5) 木佐俊郎ほか:間欠的経口経管栄養法(IOC)の歴史・適応・手順と効用. *Jpn J Compr Rehabil Sci*,6:91-104,2015.
6) 日本排尿機能学会/日本脊髄障害医学会/日本泌尿器科学会　脊髄損傷における下部尿路機能障害の診療ガイドライン作成委員会編,脊髄損傷における下部尿路機能障害の診療ガイドライン[2019年版],中外医学社,2019.

（菅原英和）

MB Med Reha No.296：1-7, 2024

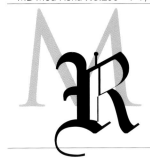

特集／知らなかったでは済まされない！
ドレーン・カテーテル・チューブ管理の基本と注意点

# 脳脊髄液動態管理

石井　暁*

　Abstract　　現在，以前からよく知られている "脳脊髄液循環" の概念について否定的な知見が報告されており，脳脊髄液動態が再考されつつある．いずれにしても何らかの脳脊髄液動態の異常から生じる水頭症は，脳疾患急性期から慢性期までの経過に影響し，リハビリテーション治療の介入時期に関わらず経験することになる病態である．脳神経外科医の関与が少ない環境であっても，適切な水頭症の管理が行われなければ，本来到達可能な目標が達成できない，あるいは合併症による状態の悪化などの問題を生じることになる．本稿ではリハビリテーション治療を行ううえで理解しておきたい脳脊髄液動態の管理について述べる．

　Key words　　水頭症(hydrocephalus)，脳脊髄液ドレナージ(cerebrospinal fluid drainage)，脳脊髄液短絡術(cerebrospinal fluid shunting)

## 脳髄液動態の基本

　従来，脳室内の脈絡叢で産生された脳脊髄液(cerebrospinal fluid：CSF)が一方向に循環し，脳室からマジャンディー孔，ルシュカ孔を経てくも膜下腔に流出した後，最終的に頭頂部のくも膜顆粒から吸収されて体循環に戻るという考え方が定説とされてきた．また，それに付随して1日約500 mℓ の CSF が産生・吸収され，成人の CSF 総量とされる 150 mℓ が1日に3〜4回入れ替わりながら循環しているとも推測されてきた．近年はこのような産生・吸収部位，一方向への循環などについて否定的な新しい知見が報告されており[1)2)]，教科書的な記載が今後は新たな CSF 動態の概念に基づいた内容に変更されていく可能性もある．とはいえ，現時点では従来からの考え方に基づく脳室内の通過障害を非交通性水頭症(閉塞性水頭症)，くも膜下腔での通過障害や吸収障害を交通性水頭症として管理することが一般的であり，何らかの手段で CSF を別の経路に誘導する治療が行われている．

　本稿では急性水頭症のドレナージと正常圧水頭症のシャント手術に関して，リハビリテーション治療を行ううえで理解しておくべき CSF 動態管理について述べる．

## 急性期の脳脊髄液ドレナージ

　脳血管障害あるいは外傷性脳損傷などの急性期治療では，CSF や血腫を体外に排出し，頭蓋内圧をコントロールするためのドレナージが施行される．ドレナージの経路としては，側脳室前角または後角を穿刺して側脳室内に留置する脳室ドレナージや，L3/4(あるいは L4/5)椎間を穿刺して脊髄くも膜下腔に留置する腰椎ドレナージが選択

* Akira ISHII，〒 151-0071 東京都渋谷区本町 3-53-3　医療法人輝生会初台リハビリテーション病院，副院長／診療部長

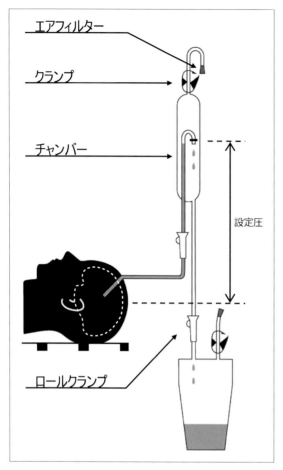

エアフィルター

クランプ

チャンバー

設定圧

ロールクランプ

図 1.
開放式ドレナージの構造

される．その際に使用されるチャンバー付き回路（開放式ドレーン）には，皮下や硬膜外に留置される閉鎖式ドレーンと異なる特徴があり，管理上注意する必要がある．

### 1．開放式ドレーンの特徴

開放式ドレーンはサイフォンの原理を利用して排液量の調整ができることが特徴である．レーザーポインターを用いて，脳室ドレナージでは外耳孔（＝概ねモンロー孔の高さ）を，腰椎ドレナージでは刺入部を基準点（0 cmH2O）として設定する．基準点とチャンバー内の円盤の高低差が設定圧となり，円盤を上げることで設定圧が上昇して排液量が減少，頭蓋内圧は上昇する．下げることで設定圧が下降して排液量が増加，頭蓋内圧は下降する（図1）．

### 2．リハビリテーション治療時に注意すべきポイント

開放式ドレーンの管理上の誤りはCSFの過剰な流出（オーバードレナージ）または排出不足による頭蓋内圧亢進など，重篤な有害事象につながる危険があるため，構造上の特徴から生じるリスクを理解しておく必要がある．

### 1）ドレーンの固定

確実に固定されていることを確認し，体位変換時などに抜けることがないように注意する．

### 2）基準点，設定圧の確認

体位変換を行った際には基準点の再設定を必ず行う．基準点が正確でなければ見かけ上の設定圧と実際の設定圧が一致せず，排液量は意図した量にならない．

急性期には頭蓋内圧亢進予防のため頭位は軽度挙上されていることが多く，ベッド臥床で行う訓

練中には姿勢崩れにより頭位が下がる可能性があるため，適宜修正する必要がある．

### 3）拍動，排液性状の確認

ドレナージが機能していればチャンバー内の液面は心拍に同期して拍動している．拍動を認めない場合は，閉塞や屈曲など何らかの問題がドレナージ回路に生じている可能性がある．また，設定圧を変更していない状態で急激に排液が増加したり，血性に変化したりした場合には頭蓋内圧亢進や再出血などを生じている可能性があるため早期の対応が必要である．

### 4）クランプと開放

すべての移動時だけでなく体位変換時もクランプを行い，基準点を合わせてから開放する．チャンバーのエアフィルターをクランプしたままロールクランプを開放すると，閉鎖回路の状態となり，基準点よりも低い位置にある排液バッグとの高低差によってオーバードレナージを生じる危険があるため，チャンバーのフィルターはドレーンの開放時は最初，閉鎖時は最後に操作する．この手順の誤りは重篤な結果につながる可能性があり非常に重要である．また，エアフィルターが液体の付着などで目詰まりした状態は，クランプと同じ状態になるためエアフィルターの汚染がないかを確認しておく必要がある．

## 亜急性期～慢性期の正常圧水頭症

出血性脳卒中や外傷，感染，脳腫瘍など様々な原因で生じる二次性正常圧水頭症，原因が明らかではない特発性正常圧水頭症がある．

特にくも膜下出血後慢性期の水頭症は，再出血や脳血管攣縮と並ぶ代表的な合併症の1つであり，本邦の最近の報告[3]では36%に認めている．発症予測因子として，50歳以上，女性，Hunt and Hess grade が高い，GCS が8以下，Fisher grade が3以上，急性水頭症，脳室ドレナージ，脳室内出血，後方循環の動脈瘤，前交通動脈瘤，髄膜炎，再出血が挙げられている[4]．発症時期としては出血から1～2か月後に生じることが多く，この時期は急性期病棟から回復期病棟への転棟前後の時期にあたる．くも膜下出血発症早期から脳室拡大を認めている症例でも，急性期の段階では意識障害の影響が強いことや，離床が進んでいないことなどで水頭症の診断までには至っていない症例も存在する．当院の自験例では過去5年間で24例が回復期病棟入院後に水頭症と診断され治療を行っていた．

また，高齢者において比較的頻度の高い特発性正常圧水頭症患者は，発症者の一部しか受診していないことが推定されており，骨折治療のため入院した患者の転倒理由に水頭症が関与しているということも起こり得る経過である．

これらの状況から，どの時期のリハビリテーションに携わっているかに関わらず，リハビリテーション医療従事者の多くが何らかの形で正常圧水頭症の診療に関わる可能性があると言える．

治療は一般的にシャント手術が施行される．シャント経路によって複数の術式があり，いずれもCSFを体内の他部位を経由して体循環に戻す手術である．術式の選択についての基準は厳密ではなく，実施施設，術者の方針による部分が大きい．閉塞性水頭症の場合は内視鏡的第三脳室開窓術が選択されることがあるが，リハビリテーション治療上の管理には大きく影響しないため，本稿ではシャント手術について述べる．

### 1．主な術式

#### 1）脳室腹腔短絡術（ventriculo-peritoneal shunt；V-P シャント）

最も一般的に行われている術式で，側脳室前角あるいは後角から近位側カテーテルを脳室内に留置し，遠位側カテーテルは腹腔内に留置する．頭部と腹部のカテーテル挿入部以外に皮下トンネルの中継点として頸部や前胸部にも手術創があることが多い．

#### 2）腰椎腹腔短絡術（lumbo-peritoneal shunt；L-P シャント）

正常脳を穿刺する必要がないという点がV-Pシャントと比較した利点と言える．高度の頸部脊

柱管狭窄などで頭蓋内と脊柱管内の髄液の移動が妨げられている場合（Queckenstedt 試験陽性例）や，腰部脊柱管狭窄などで腰椎カテーテルを挿入するスペースが不十分な場合には実施しない．

### 3）脳室心房短絡術（ventriculo-atrial shunt；V-A シャント）

広範な開腹術や腹膜炎の既往などにより，腹腔にカテーテルが挿入できない場合に選択されることが多い．近位側カテーテルを脳室内，遠位側カテーテルを頚静脈から右心房内に留置する．カテーテル感染がそのまま菌血症につながるリスクがある．

### 2．シャントバルブと設定圧調節

シャント手術は頭蓋内と腹腔など，独立した2つの閉鎖腔をカテーテルで接続する手術である．流量調整機構のないカテーテルで接続した場合には，それぞれの閉鎖腔の圧較差のみに応じて内容液が移動することになるため，流量調整機構のついたシャントバルブを用いた回路が使用される．

シャントバルブには圧可変式バルブと圧固定式バルブがある．圧可変式バルブは，それぞれのバルブの種類に応じた専用のアジャストメントツールを使用することで，バルブ植え込み後に体外から非侵襲的に圧設定を変更することができる．特発性正常圧水頭症を対象とした圧固定式バルブと圧可変式バルブのメタ解析では，圧可変式バルブの方がシャント再建率および硬膜下液貯留率の低さで有意に優れていた[5]．現在は圧可変式バルブが主流となっており，当院回復期病棟に過去5年間に入院したシャント術後患者は，138 例すべてが圧可変式バルブを使用されていた．そのうち40例（29％）が少なくとも1回のシャント圧変更を施行されており，回復期病棟で勤務するリハビリテーション科医も圧可変式バルブについて理解を深めておく必要があると考えられる．

液体で満たされた管で2点間を結ぶと，サイフォンの原理により圧較差に従って2点の液体が移動し，開放式ドレナージにおけるチャンバーの高さ調整がシャントバルブの圧調整に相当してい

る．

シャント術後の頭蓋内圧は，

頭蓋内圧＝バルブ設定圧＋腹腔内圧

－シャントシステム両端の高低差による静水圧

という関係となる[6]．

そのため，バルブ設定圧が一定の場合には，便秘や肥満による腹腔内圧の上昇で頭蓋内圧は上昇する．逆に，臥床中の両端に高低差がない状態から離床を進めて頭位が挙上されていくと，両端の高低差が生まれ頭蓋内圧は下降する．バルブ設定圧については設定圧を上げると CSF が流れにくい（頭蓋内圧が上昇），下げると流れやすい（頭蓋内圧が下降）と考えてよい．

### 3．抗サイフォンデバイス

姿勢変化に伴うオーバードレナージを抑制するために抗サイフォンデバイスが開発され，圧可変式バルブと併用することが多くなっている．現状では全症例に必須とは言えないが[5]，臥床中心の時期に低圧設定されていた患者が，回復期病棟転棟後などに離床が大幅に進んだ場合には，抗サイフォンデバイスが安全性を高める可能性がある．

### 4．シャント手術後慢性期の合併症

主に体内に異物を留置すること，正常な CSF 動態とは異なる排出路を新たに設けることに伴う合併症が生じる可能性がある．

### 1）感　染

V-P シャントの場合で感染の発生率は施設によって様々だが，最近の研究では7～15％と報告されている[7]．感染源としては，遠位カテーテルからの逆行性感染，離解や潰瘍を伴う創部からの感染，手術手技に伴う直達感染の4つが想定されており，直達感染の頻度が最も高いとされている．起因菌は coagulase-negative staphylococci, *Staphylococcus aureus* などのグラム陽性菌が多い[8]．感染時にはシャント経路に沿った皮膚の発赤を認めることがあるため，シャント術後に発熱など感染を疑った際は皮膚の状態を確認する．皮下の感染に留まらずカテーテル留置部位と関連した感染症を生じる可能性があり，術式に応じて髄

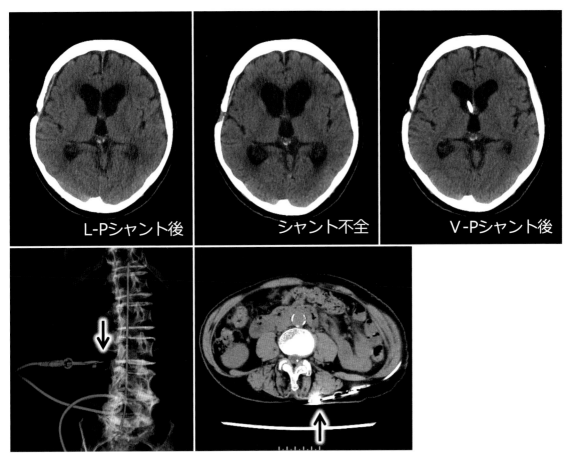

**図 2**. シャント不全を認めた症例

L-P シャントで改善後に脳室の拡大とともに症状が再増悪した. ↓部でバルブと近位
カテーテルの接続が外れていたため, V-P シャントを実施され改善した.

膜刺激症状や腹膜刺激症状などを併せて確認す
る. 感染を生じた場合にはシャントの抜去は避け
られないことが多い.

### 2）閉塞, 離断, 引き抜けなど

シャント術後に一旦改善していた症状や脳室拡
大が再増悪した場合や, 想定していたような改善
が得られていない場合には, 設定圧の変更ととも
にシャントの閉塞や離断などで流れが妨げられて
いる可能性を検討する. 約 3 cmH$_2$O ステップで 2
回の圧変更をしても症状が改善しない場合には
シャント不全を疑うことが推奨されている[9].

リザーバー部分をポンピングした際に, 抵抗が
強く押し込めない, 押し込んだまま戻らない, な
どの状態になった場合は閉塞が疑われる. Two
way valve の場合には末梢側が閉塞していてもリ
ザーバーを押すことができ, 戻りもすることには
注意を要す. リザーバーの穿刺で髄液が採取でき
ない場合は中枢側の閉塞が, 脳槽造影用造影剤を
注入して末端からの流出が確認できなければ末梢
側の閉塞が確定する.

離断や引き抜けについては画像検査で確認する
ことができ, 特に CT 検査が有用である. 当院で
経験した症例を**図 2**に示す.

腹腔内カテーテルを留置した患者に複数回の X
線撮影を行った場合, 通常はその度にカテーテル
の位置は移動している. 移動していない場合は腹
腔内の癒着などにより限定されたスペースに先端
が留まっている可能性があり, CSF 吸収障害によ
るシャント不全を生じることがあるため注意する.

表 1．本邦で使用されている主なシャントバルブ

| 製造・発売元 | 製品名 | MRI ロック機構 | 圧設定範囲 (cmH₂O) | 圧設定段階数 | 外　観 |
|---|---|---|---|---|---|
| INTEGRA | CODMAN CERTAS® | あり | 25〜125 | 7(8) | |
| | CODMAN® HAKIM® | なし | 3〜20 | 18 | |
| B. BRAUN AESCULAP | proGAV® 2.0 | あり | 0〜20 | 21 | |
| Medtronic | Strata™ II | なし | 2〜16 | 5 | |

（文献 9 を参考に作成，当院入院患者の使用頻度順
バルブの外観は，
㈱ Integra Japan ウェブサイト
〔https://www.integralife.jp/codmancertas〕
㈱ビー・ブラウンエースクラップウェブサイト
〔https://www.bbraun.jp/ja/products/b/progav2-0-shunt-systemprogram
mablemiethkeshuntvalve.html〕
㈱日本メドトロニックウェブサイト
〔https://www.medtronic.com/jp-ja/healthcare-professionals/products/
neurological/shunts/strata-adjustable-pressure-valve.html〕
より転載）

## 5．シャント圧変更の手順

### 1）バルブの種類・位置を把握する

現在本邦で一般的に流通しているバルブを**表 1**に示す．それぞれのバルブの優劣は明らかにはなっておらず[10]，術者が患者の状態や自身の習熟度などに合わせて判断する面が強い．使用されているバルブ，設定圧は急性期病院からの診療情報や患者カードで確認するが，情報提供が不十分な場合は X 線撮影を行うことで判別できる．同じ術式でもバルブの植え込み位置は術者や患者の状態によって異なるため，おおまかな位置も事前に把握しておく．

### 2）バルブを触知する

最も膨隆していて押し込むことができるリザーバー部分の確認から行うと，全体を触知しやすい．バルブの形状と近位，遠位のカテーテルを確認して正しいバルブの位置，方向にアジャストメントツールを当てられるようにするためには，使用されているデバイスのリザーバーとバルブの位置関係や特徴的な形状を理解しておく必要がある．

### 3）変更する

無症候性の薄い硬膜下水腫・血腫出現時や症状の改善が得られない場合の圧変更幅は 3 cmH₂O が妥当とされている[9]．CODMAN® HAKIM®，proGAV® 2.0 など 1 cmH₂O ごとの変更が可能なバルブであれば 3 cmH₂O 以下，CODMAN CERTAS®，Strata™ II など数段階のセッティングで調整するバルブであれば 1 段階までの変更は，シャント圧変更経験が少ない医師でも安全に実施できると考えられる．大きな硬膜下血腫などが出現した場合には，一旦最高圧まで上げたうえで慎重に症状経過を確認する必要がある．変更後には

必ず意図した設定に変更されたことを確認する.

#### 4）圧変更ができない場合

　現行の各種アジャストメントツールは磁力を用いているため，正しい位置に当てて磁力を作用させる必要がある．シャントバルブはバルブを覆う組織の厚さが 10 mm を超えないように設置することとされているが，術後の皮膚や軟部組織の状態によってバルブ上が厚い組織に覆われると，正しい位置にツールが当てられない，バルブに働く磁力が不十分，などの理由で圧変更ができなくなることがある．透視下で位置合わせを行っても変更できない時は，より強力なネオジム磁石などを用いることで変更可能なこともあるため知識として持っておくことが望ましい．これらの手段で変更できない場合はバルブ内部の可動が生体異物で妨げられている可能性を考える．また，バルブの形状によっては皮下で裏返ることがあり，その場合にも通常の手順での変更はできなくなる．バルブの表裏は X 線検査で確認することができる.

### 文　献

1) Iliff JJ, et al : A paravascular pathway facilitates CSF flow through the brain parenchyma and the clearance of interstitial solutes, including amyloid β. *Sci Transl Med*, 4 : 147ra111, 2012.
2) Louveau A, et al : Structural and functional features of central nervous system lymphatic vessels. *Nature*, 523 : 337-341, 2015.
3) Yamada S, et al : Aneurysm location and clipping versus coiling for development of secondary normal-pressure hydrocephalus after aneurysmal subarachnoid hemorrhage : Japanese Stroke DataBank. *J Neurosurg*, 123 : 1555-1561, 2015.
4) Xie Z, et al : Predictors of shunt-dependent hydrocephalus after aneurysmal subarachnoid hemorrhage? A systematic review and meta-analysis. *World Neurosurg*, 106 : 844-860, 2017.
5) Giordan E, et al : Outcomes and complications of different surgical treatments for idiopathic normal pressure hydrocephalus : a systematic review and meta-analysis. *J Neurosurg*, 131 : 1024-1036, 2019.
6) 喜多大輔：シャントデバイスの原理と選択のエビデンス．脳神経外科，50(2)：331-346，2022.
　　Summary　シャントデバイスの構造，原理などがわかりやすくまとめられている.
7) Mallucci CL, et al : Antibiotic or silver versus standard ventriculoperitoneal shunts(BASICS) : a multicentre, single-blinded, randomized trial and economic evaluation. *Lancet*, 394 : 1530-1539, 2019.
8) Gutiérrez-González R, et al : Cerebrospinal fluid diversion devices and infection. A comprehensive review. *Eur J Clin Microbiol Infect Dis*, 31 : 889-897, 2012.
9) 「特発性正常圧水頭症の診療ガイドライン作成に関する研究」班 日本正常圧水頭症学会：特発性正常圧水頭症診療ガイドライン 第3版，メディカルレビュー社，2020.
　　Summary　特発性正常圧水頭症に限定したガイドラインではあるが，水頭症管理の理解を深めることができる.
10) Garegnani L, et al : Ventriculo-peritoneal shunting devices for hydrocephalus. *Cochrane Database Syst Rev*, 6 : CD012726, 2020.

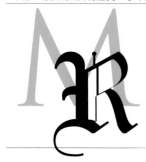

特集／知らなかったでは済まされない！
ドレーン・カテーテル・チューブ管理の基本と注意点

# 気管カニューレ

木村百合香*

Abstract　気管カニューレの管理は，リハビリテーションの場面においては「ドレーン・チューブ」管理の中でも遭遇する頻度が高い．不適切な管理は発声機能や嚥下機能に大きな影響をもたらすだけではなく，時に致命的となり得る．適切な管理には，カニューレの種類や構造を理解し，病態に応じたカニューレを選択することに加え，閉塞や逸脱・迷入や気管腕頭動脈瘤といった致死的合併症を回避すべく，カニューレ交換の手順や固定方法，カフ圧などの情報を関連職種と共有しリスク管理を行うことが重要である．

Key words　気管カニューレ(tracheal cannula)，気管切開(tracheostomy)，チューブ管理(tube management)

## はじめに

　気管切開の目的は，①喉頭より上位の気道閉塞が生じた場合の気道確保ルートとして(急性炎症や頭頸部癌など)，②頭頸部手術後の気道確保(喉頭浮腫が生じる可能性がある手術)，③人工呼吸器関連肺炎(ventilator-associated pneumonia；VAP)の予防，④気道の死腔・気道抵抗の減少(Ⅱ型呼吸不全など)，⑤下気道の浄化(重度の嚥下障害による痰や唾液の吸引ルート)，⑥長期間の人工呼吸管理(筋萎縮性側索硬化症などの神経筋疾患，脳血管障害など)に大別される(**表1**)．

　リハビリテーションの場面で多く遭遇するのは重度の嚥下障害を有する症例であるが，気管切開はあくまでも誤嚥した唾液をカフでせき止め，カフ上部吸引ラインより可及的に回収する手段である．気管切開の存在は，喉頭挙上の制限やカフに

よる頸部食道の圧迫，気道感覚閾値の上昇，声門下圧の維持不能，喉頭閉鎖における反射閾値の上昇といった複数の要因により，嚥下機能を低下させることを認識することが必要である．

## カニューレの構造

　カニューレの構造の中心をなすのは，呼吸路としてのパイプと，固定と脱落防止を目的としたフレームである．さらに使用の目的により「カフ」「内筒」「上部吸引ライン」「側孔」「発声用バルブ」がある(**図1**)．

### 1．パイプ

　呼吸路を形成する．製品により，径が内径(ID)で表示される場合と，外径(OD)で表示される場合があり注意を要する．また，同じ径・種類のカニューレであっても，パイプの長さや弯曲が大きく異なることがあり[1]，気管切開孔の性状と気管

* Yurika KIMURA，〒135-8577　東京都江東区豊洲5-1-38　昭和大学江東豊洲病院耳鼻咽喉科，教授

**表 1.** 気管切開術の目的

| 目 的 | 適応となる例 |
|---|---|
| 喉頭より上位の気道閉塞が生じた場合の気道確保ルート | 急性喉頭蓋炎や喉頭浮腫などの急性炎症，頭頸部癌など |
| 頭頸部手術後の気道確保 | 再建を伴う頭頸部癌手術など |
| 人工呼吸器関連肺炎の予防 | 2週間以上の人工呼吸管理が見込まれる症例 |
| 気道の死腔・気道抵抗の減少 | 肺結核後遺症などのⅡ型呼吸不全 |
| 下気道の浄化 | 脳血管障害など，重度の嚥下障害による痰や唾液の吸引を要する症例 |
| 長期間の人工呼吸管理 | 筋萎縮性側索硬化症などの神経筋疾患，脳血管障害など |

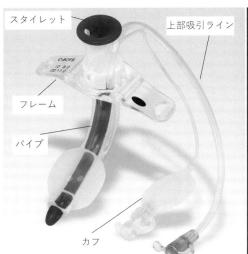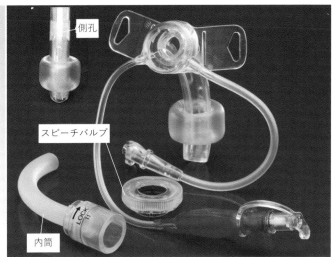

**図 1.** カニューレの構造

の太さ，気管切開孔の高さや気管までの深さ，腕頭動脈との位置関係を勘案して個々の患者に適したものを選択する必要がある．

**2．フレーム**

綿テープや固定バンドで頸部に固定する．カニューレ第1交換までは，逸脱防止のために4点縫合をされている場合がある．皮膚との接触による潰瘍形成に留意する．

**3．カフ**

カニューレ先端にあるバルーンで，パイロットバルーンより空気を注入する．頭側では誤嚥物や分泌物のたれ込みを，尾側からは人工呼吸による陽圧換気のエアリークを防止する役割がある．

**4．内 筒**

複管の場合，取り外して交換や洗浄することで，長期にわたるカニューレ管理を可能にする．

**5．上部吸引ライン**

カフ上に溜まった唾液など上気道の分泌物を吸引除去する．

**6．側 孔**

発声を可能とするために発声用バルブからパイプの上方に呼気を導出する．下気管切開でアプローチしている症例や肥満症例など，皮膚から気管前壁までの距離が長い場合や気管内肉芽が生じている場合は，側孔の狭窄や閉塞により呼吸困難を生じることがあるので，留意する．

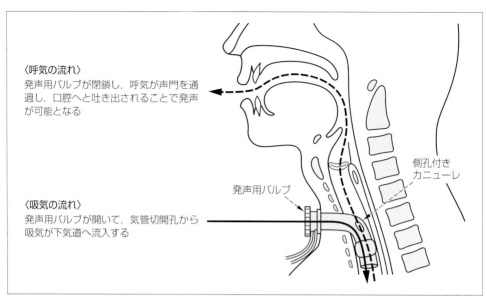

〈呼気の流れ〉
発声用バルブが閉鎖し，呼気が声門を通過し，口腔へと吐き出されることで発声が可能となる

〈吸気の流れ〉
発声用バルブが開いて，気管切開孔から吸気が下気道へ流入する

発声用バルブ

側孔付き
カニューレ

図 2. 発声用バルブの仕組み

### 7. 発声用バルブ

パイプの出口に装着可能な一方弁を有する装置で，吸気時にはカニューレ内腔が陰圧となるため一方弁が開放され，バルブ部分より外気が体内に取り込まれる．一方，呼気時にはカニューレ内圧が陽圧となり一方弁が閉鎖し，呼気は声帯を経由して導出されるため，発声が可能となる．また，一方弁の使用は嚥下機能を改善し誤嚥を減少させる(図2)[2].

### 8. スタイレット

カニューレの形状を維持し，挿入を容易にする．スタイレットの抜き忘れによる窒息事故が報告されており，スタイレットはカニューレ挿入後，直ちに抜去する．

## カニューレの種類

### 1. カフ付きカニューレ

人工呼吸管理を要する場合や，気管切開術直後の血液の気管内への流入防止，誤嚥が著しく誤嚥防止を要する場合に選択する．カフは誤嚥した分泌物を完全にせき止めることはできないことに留意し，誤嚥の程度により適宜上部吸引ラインより吸引を行う．また，カフ圧が上がると嚥下反射は

減弱し[3]，また上部吸引機能やパイロットバルーンの存在が嚥下機能に悪影響を与え得る．

1）一重管：気管切開術直後や人工呼吸管理に頻用されるタイプである．単管であるため，外径と内径の差が小さく，内腔を広く保つ利点がある．一重管の特殊なタイプとしては可変式カニューレとダブルサクションカニューレがある．可変式カニューレはシリコンなどの可塑性素材をらせん構造により圧迫やキンキングによるつぶれを肥満や気管の偏位など，既存のカニューレでは形状がフィットしない場合に良い適応となるが，保険償還価格より高額であるというデメリットがある．ダブルサクションカニューレは，カフ上だけではなくカフ下部吸引機能を有しており，専用の持続吸引器を使用することで，神経難病患者などの人工呼吸管理下気管切開患者の吸引による負担を減らすメリットがあるが[4]，自動吸引システムや持続吸引システムは医療保険上の位置付けがないため，主治医の裁量により導入が検討されるというハードルがある．

2）二重管側孔なし：分泌物が多い場合に内筒を洗浄したり，交換することができる．一方で，内筒を有することで，外径に比し内径が細く分泌

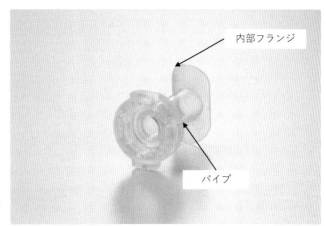

**図 3.**
レティナの構造

物により閉塞しやすい．また，複管にするために
は，カニューレのパイプ部分を一定の弯曲とする
ことが必須であることから，気管前壁に先あたり
しやすく，気管腕頭動脈瘻のリスクとなり得るこ
とに留意する．

**3）二重管側孔あり**：内筒を抜去し発声用バル
ブを装着することにより側孔から上気道に呼気を
導出し，発声ができる．気管切開からの離脱を目
指しながらも，誤嚥のリスクがある症例や，夜間
などに人工呼吸を要する場合に使用する．下気管
切開により皮膚と気管との距離が遠い場合や，肉
芽が形成されている場合は，側孔が閉鎖されて呼
吸困難を生じることがあり，発声用バルブを装用
する際には必ず側孔が開放されていることを確認
する．

## 2．カフなしカニューレ

誤嚥がほとんどなく，呼吸が自立していること
が使用の必須条件である．シンプルな構造である
ため，管理が容易である．定期的な気管内吸引を
要する場合や，上気道狭窄に対する気道確保，気
管切開からの離脱の前段階として気管切開孔の保
持を目的として使用する．

**1）一重管**：側孔と発声バルブを有するタイプ
は気管切開からの離脱に向け，発声や呼吸訓練，
嚥下訓練に有用である．

**2）二重管**：分泌物が多く，内筒の洗浄や交換
を要する場合に使用する．

## 3．保持用カニューレ（レティナ）

パイプ部を内外のフランジで皮膚と気管前壁で
挟み込むように固定する形状のカニューレ（**図
3**）．呼吸が自立しており，誤嚥がないかごく軽度
で，痰の吸引や気管内の観察など気管孔を保持し
ておきたい場合，あるいは，気管切開孔閉鎖に向
けての呼吸訓練や排痰訓練，嚥下訓練を行う場合
に適応となる．嚥下訓練の観点からは，カフなし
カニューレ（発声バルブ付き）と比し，軽量であ
る，声門下圧が高くなるといったメリットがある
が，管理の観点からは，パイプ部分の長さが短す
ぎると抜けやすい，潰瘍形成などのトラブルが生
じ，長すぎると肉芽形成や呼吸困難の原因となる
などのデメリットがある．これらを回避するため
には，気管切開孔の大きさと気管までの深さを測
定したうえで適正なサイズを選定する必要がある．

## 4．小児用カニューレ

気管が細いため，パイプ内腔をより広く確保す
るために人工呼吸管理を行う場合も，カフなしを
使用することが多い．気管が短く，細い，また側
弯などの解剖学的異常を有することが多いため，
肉芽による閉塞や出血のリスクが高い．ファイ
バースコープによる観察や頸胸部 CT 検査により
周囲組織との位置関係を把握し，適切なカニュー
レの選択を行うことで合併症を回避する．

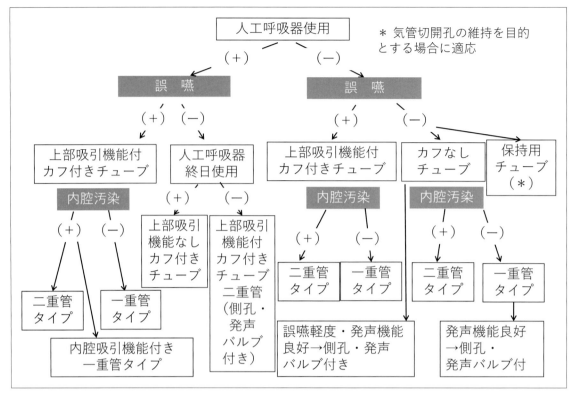

**図 4.** 気管カニューレ選択の流れ

## 気管カニューレの選択方法

### 1．気管カニューレの選択方法

　カニューレ選択の参考フローを（**図 4**)[5]に示す．カフ付きカニューレは，人工呼吸管理を要する場合，あるいは誤嚥が多い場合に選択する．また，誤嚥が多い場合にはカフ上部吸引機能も必須である．内腔汚染の程度により一重管・二重管を選択するが，二重管の場合は内径が細くなるため，閉塞のリスクや換気効率に留意する．人工呼吸管理が不要でも誤嚥のリスクが否定できない場合や，夜間のみ人工呼吸管理を要する症例では，カフ付きカニューレ二重管側孔ありの使用を検討する．

### 2．合併症回避の観点からのカニューレ選択

　本邦においては多数の会社から保険適用となる気管カニューレが発売されており，各施設によって採用される気管カニューレの種類も様々である．カニューレサイズとして内径を表示している製品が多いが，内径が同じカニューレであっても，外径，パイプの全長や直線部分の長さ，上部吸引機能の位置，静止カフ外径が異なる．気管切開管理で最も留意すべき気管腕頭動脈瘻が危惧される症例に対しては，直線部分と弯曲部分の両方を有し，前壁への刺激がない構造を有するカニューレを選択する．肥満症例や下気管切開症例などの皮膚から気管前壁までの距離が長い場合には，気管までの深さが十分に確保できるタイプや，可変式カニューレを使用する．大量の唾液誤嚥がある症例や，人工呼吸管理に際しエアリークを生じる症例において，カフ圧を上げて対応している場面が見受けられるが，気管や食道の血流障害による気管食道瘻や気管拡張などの合併症を回避するために，静止カフ外径の大きなカニューレを選択し，適正なカフ圧管理を行う[1]．

## 気管カニューレの管理

### 1．気管カニューレ交換

　気管カニューレの交換は，術後早期（2 週間以内）は気管切開孔の上皮化・肉芽形成が不十分な時期であり，逸脱・迷入が起こりやすい．したがって，創部の汚染やカニューレ内腔の狭窄がなければ第 1 交換は気管切開孔が安定化する 7 日目

**表 2. カニューレ交換の手順**

① 交換用カニューレのカフの損傷がないか，カフを一度膨らませて確認する．潤滑ゼリーをカフに付着させる．

② 上部吸引ライン・内筒内の吸引を行う．

③ $SpO_2$ が正常範囲内にあることを確認する．

④ 固定紐あるいはカニューレバンドを外す．

⑤ カフを脱気する．

⑥（人工呼吸管理を行っている場合は，回路との連結部分を外す）

⑦ カニューレを抜去する．

⑧ 新しいカニューレを挿入し，スタイレットを速やかに抜く．

⑨（人工呼吸管理を行っている場合は，回路との連結部分をつなぐ）

⑩ カフに送気する．

⑪ 皮膚とフランジの間にYガーゼをΥ挟む．

⑫ フランジを固定紐あるいはカニューレホルダーで指1本分の余裕を持たせて固定する．

以降が望ましく，また，第1交換は，トラブルに備えて，前鼻鏡や筋鈎などの気管切開孔を開大できる器具や経口挿管の準備をしたうえで行う．

定期的な交換は月1〜2回を目処に行うが，分泌物の内腔への付着により狭窄が疑われる場合は早急に交換を行う．分泌物が多い場合は，去痰剤の投与やネブライザー使用・人工鼻の装用による加湿を試み，それでも頻回の交換が必要な場合は，複管タイプのカニューレを検討する．

カニューレ交換の手順を表2に示す．カニューレ交換はトラブル発生に備え，1人ではなく複数人で行う．

## 2．日常の管理

### 1）カニューレの固定

気管切開術後第1交換までは，カニューレの逸脱・迷入防止の観点からフランジの皮膚への縫合固定が推奨されている[6]．閉塞時に迅速にカニューレ交換ができるよう，縫合固定した場合は，閉塞時の緊急交換に備え，すぐに抜糸ができるよう準備をしておく．

カニューレの固定は固定紐やカニューレホルダーを使用する．固定に際しては，指1本分の余裕を持たせる．カニューレホルダーは皮膚への負担や違和感が少ないメリットがあるが，伸縮性のある素材のものは長期使用により伸びてカニューレ逸脱につながった事例があることから，固定の緩みがないか定期的に観察する必要がある．

### 2）カフ圧の管理

気道粘膜の動脈圧は約25〜30 mmHg（34〜40 cmH$_2$O），静脈圧は約15〜20 mmHg（20〜26 cmH$_2$O）であり，カフ圧が動脈圧以上になると，周囲の粘膜の虚血により粘膜壊死や瘻孔形成，出血のリスクが上がるとされている．一方，カフ圧を20 cmH$_2$O以下に設定すると，カフと気管の間を分泌物が気管内に流入し，VAPの危険性が高くなると言われている．そのため，20〜30 cmH$_2$Oでカフ圧を維持する．人工呼吸時にリークがある，あるいは気道内圧が上がらない場合，闇雲にカフ圧を上げるのは気管拡張による換気障害や，気管食道瘻，気管腕頭動脈瘻などの致命的合併症につながることから，耳鼻咽喉科専門医へカニューレフィッティングを依頼する．

### 3）気管カニューレのリスク管理

気管カニューレの合併症として重篤なものには，カニューレの閉塞やカフ損傷，逸脱・迷入，気管腕頭動脈瘻が挙げられる．

カニューレ閉塞やカフ損傷が生じた場合は，迅速にカニューレ交換を行う．緊急交換用のカニューレを誰もがわかる場所に保管し，不測の事態にも速やかに対応できる体制を整える．

カニューレ逸脱後の縦隔内迷入については，日本医療安全調査機構より，「気管切開術後早期の気管切開チューブ逸脱・迷入に係る死亡事例の分析」[6]が公開されており，気管切開に携わるすべての医療従事者は一度目を通していただきたい．患者移動や体位変換は，気管カニューレに直接張力がかかる人工呼吸器回路や接続器具を可能な限り外して実施することでカニューレの逸脱を防止す

**表 3.** 気管カニューレ離脱の目安

> - 気管切開の適応となった病態が改善している.
> - レティナにエアウェイキャップを装用した状態で安定した呼吸ができる.
> - 声門・声門下レベルの狭窄がない.
> - 誤嚥がない, あるいはごく少量で喀出できる.
> - 気管挿管・気管切開を使用した鎮静を要する処置がすべて終わっている.
> - 気管内の分泌物を喀出できるだけの十分な咳嗽が可能で, 吸引が不要である.

る.「カフが見える」「呼吸状態の異常」「人工呼吸器の作動異常」を認めた場合は, 気管カニューレの逸脱・迷入の可能性を考え, 吸引カテーテルの挿入などで, 気管切開チューブが気管内に留置されているかを確認する. 報告されている死亡事例はいずれも術後早期(2週間以内)の人工呼吸管理症例であることから, 特に気管切開術後早期の症例においては慎重な対応が求められる.

気管内吸引時に出血が続く場合は, 気管腕頭動脈瘻の可能性を考える. 気管腕頭動脈瘻からの大量出血の前には先行出血が30〜50%に見られるとされている[7]. 少量であっても吸引時の出血が報告された場合は早急に診察し, 気管腕頭動脈瘻が疑われる場合には予防的腕頭動脈離断術や血管内治療などの適応につき専門診療科との検討を行う. 不幸にして瘻孔より大出血した場合は, カフを過膨張させて圧迫して出血を制御して, 腕頭動脈離断術による止血を緊急手配する.

### 3. 気管カニューレからの離脱

気管カニューレの離脱にあたっては, **表3**のような基準を目安にするとよい[7]. カニューレ抜去後は, 気管切開孔をテープで引き寄せてガーゼ圧迫し, 閉鎖を確認するまで発声や咳をする時は指で気管切開孔を圧迫するよう指導する. 保存的処置で閉鎖しない場合は, 外科的閉鎖が必要となるため, 耳鼻咽喉科医へコンサルトを行う.

### おわりに

気管カニューレの管理は, リハビリテーションの場面の「ドレーン・チューブ」管理の中でも遭遇する頻度が高い. 不適切な管理は発声機能や嚥下機能に大きな影響をもたらすだけではなく時に致命的となり得ることを心に留め, 本稿を日常の気管カニューレ管理に活用していただければ幸いである.

## 文 献

1) 木村百合香ほか：成人用気管カニューレの形態的な観点からの気管切開合併症の検討 気管切開孔の適切な管理に向けて. 日耳鼻会報, **123**：1361-1366, 2020.
   Summary 気管切開の管理は, 術式や気管カニューレの不適切な選択により時に重篤な合併症をもたらす.

2) Dettelbach MA, et al：Effect of the Passy-Muir Valve on aspiration in patients with tracheostomy. *Head Neck*, **17**(4)：297-302, 1995.

3) Amathieu R, et al：Influence of the cuff pressure on the swallowing reflex in tracheostomized intensive care unit patients. *Br J Anaesth*, **109**：578-583, 2012.

4) 松田千春：低定量持続吸引可能な「自動吸引システム」の看護支援の手引き 低定量持続吸引システムの導入から評価まで―2015―, 東京都医学総合研究所 難病ケア看護研究室, 2015.
   〔https://nambyocare.jp/results/jidokyuinshisutemu2015.pdf〕(2023.9.10 参照)

5) 木村百合香：カニューレの種類. 外科的気道確保マニュアル第2版, 18-21, 日本気管食道科学会, 2023.

6) 医療事故調査・支援センター, 一般社団法人日本医療安全調査機構：気管切開術後早期の気管切開チューブ逸脱・迷入に係る死亡事例の分析, 2018年6月.
   Summary 術後早期における気管切開チューブの逸脱・迷入は患者を生命の危険に陥らせることを認識し, 対応を医療者が共有することが必要である.
   〔https://www.medsafe.or.jp/uploads/uploads/files/teigen-04.pdf〕(2023.10.31 参照)

7) Wood DE, Mathisen DJ：Late complications of tracheotomy. *Clin Chest Med*, **12**：597-609, 1991.

8) Mitchell RB, et al：Clinical consensus statement：tracheostomy care. *Otolaryngol Head Neck Surg*, **148**：6-20, 2013.

MB Med Reha **No.296**：15-20, 2024

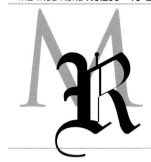

特集／知らなかったでは済まされない！
ドレーン・カテーテル・チューブ管理の基本と注意点

# 経管栄養

武原　格*

Abstract　高齢化および多くの合併症・併存疾患を持つ患者が増加しているため，摂食・嚥下訓練を行っても必要な栄養および水分を安全に経口のみで摂取できない患者が以前よりも増えている．嚥下障害の原因や訓練経過などから予後を予測し，3食を経口摂取により必要な栄養と水分が摂取できない場合は，代替栄養法で補う必要がある．代替栄養法は，静脈栄養法と経腸栄養法があり，腸が機能している場合は，経腸栄養法を選択することを基本とする．経腸栄養法では，経鼻経管栄養法と胃瘻が代表的であるが，それ以外にも経胃瘻的空腸瘻（PEG-J），経皮経食道胃管挿入術（PTEG），間歇的口腔食道経管栄養法などがあり，患者の病態や方向性などによって選択される．しかし，どの経腸栄養法にも一長一短があるため，それぞれの特徴を理解する必要がある．本稿においては，各経腸栄養法の特徴や特に注意すべき合併症について取り上げた．

Key words　経鼻胃管チューブ（nasogastric tube），胃瘻（gastrostomy），経胃瘻的空腸瘻（percutaneous endoscopic gastrostomy with jejunal extension；PEG-J），経皮経食道胃管挿入術（percutaneous transesophageal gastro-tubing；PTEG），間歇的口腔食道経管栄養法（intermittent oro-esophageal tube feeding）

## 摂食・嚥下障害患者の高齢化

2022年（令和4年）の死亡原因は，1位 悪性新生物，2位 心疾患，3位 老衰，4位 脳血管疾患，5位 肺炎，6位 誤嚥性肺炎となっている．年齢階層別にみると，老衰と肺炎は75歳あたりから増加し，悪性新生物は減少している．高齢者の肺炎のうち，約7割が誤嚥性肺炎であり，誤嚥性肺炎を引き起こす嚥下障害の原因疾患は脳卒中が約6割を占め，脳卒中の後遺症が誤嚥性肺炎の発生に大きく関係していることが示唆されている．

回復期リハビリテーション病棟の現状と課題に関する調査報告書[1]によると，入院患者の年齢は，脳血管系，整形外科系ともに年々高齢化している．嚥下障害は脳血管疾患などにより発症する

が，さらに加齢が加わることで嚥下機能の改善は困難となる．また廃用症候群の中には肺炎後の廃用症候群患者も含まれていることなどを考えると，適切に摂食・嚥下機能を評価し訓練を行うべき患者は以前よりも多くなっていると思われる．さらに，高齢化および多くの合併症・併存疾患を持つ患者も増加しているため，摂食・嚥下訓練を行っても必要な栄養および水分を安全に経口のみで摂取できない患者は以前よりも増えている可能性がある．

## 代替栄養法の選択

嚥下障害の原因によって，リハビリテーション訓練により嚥下障害が改善するもの，進行性に悪化するもの，変化が見られないものなど様々であ

* Itaru TAKEHARA，〒 131-0034 東京都墨田区堤通 2-14-1　東京都リハビリテーション病院，研究担当部長

表 1. 代替栄養法の長所・短所

| | 経鼻経管栄養法 | 胃 瘻 | 間歇的口腔食道経管栄養法 |
|---|---|---|---|
| 長 所 | • 急性期病院から療養病院まで広く普及<br>• 手技が容易 | • 施設などで対応可能<br>• 半固形化栄養剤使用にて短時間で注入可能<br>• 胃瘻の自己抜去は少ない<br>• 上肢抑制は不要<br>• 摂食・嚥下訓練が容易<br>• 患者の不快感が少ない<br>• 顔の外観が良い | • 球麻痺患者には特に適応<br>• 食道留置では短時間注入可能<br>• 栄養チューブの自己抜去は稀<br>• 上肢抑制はほとんど不要<br>• 摂食・嚥下訓練が容易. チューブを飲み込むこと自体が訓練<br>• 患者の不快感が少ない<br>• 顔の外観が良い |
| 短 所 | • 気道への誤挿入リスク<br>• 患者の不快感<br>• 栄養チューブの自己抜去が少なくない<br>• 上肢抑制時間が長い<br>• 摂食・嚥下訓練の妨げになることがある | • 交換時の腹腔への誤挿入リスク<br>• 造設時侵襲的手術が必要<br>• 胃瘻周囲にびらん, 皮膚炎などを生じやすい<br>• 胃瘻造設ができない場合がある | • 気道への誤挿入リスク<br>• 十分な普及に至ってない<br>• 栄養チューブの挿入回数が多く手間<br>• 導入できない場合がある |

(文献 3 より引用改変)

る. 予後を予測し, 達成可能なゴールを明らかにし, 最終的に 3 食を経口摂取で必要な栄養と水分が摂取できるのか, できない場合は, どの代替栄養法を選択するのかを決めなければならない.

栄養法には静脈栄養法と経腸栄養法があり, 腸が機能している場合は, 経腸栄養を選択することを基本とする. 経腸栄養のアクセスに関しては, 短期間の場合は経鼻アクセスを選択し, 4 週間以上の長期になる場合や長期になることが予想される場合は, 胃瘻などの消化管瘻アクセスを選択する[2].

しかし, 実際には, 発症後数か月以上経過し, 3 食を経口摂取可能となる患者も少なくないため, 嚥下障害発症後 4 週経過したからすぐに, 胃瘻造設を行うことは多くない.

## 経腸栄養法の種類

経腸栄養法は, 大きく経鼻経管栄養法, 胃瘻(腸瘻などを含む), 間歇的口腔食道経管栄養法に分けられ, それぞれ長所と短所がある(表1)[3].

### 1. 経鼻経管栄養法

経鼻経管栄養法は, 最も手技が普及している方法であるが, 問題点として常に栄養チューブが鼻から挿入されているため, 不快感が強く, 高次脳機能障害や認知症の患者などでは, しばしば栄養チューブの自己抜去があり, 特に経管栄養剤投与中の自己抜去は重篤な誤嚥性肺炎につながるため, 手や上肢などを抑制することが少なくない. また, 挿入されている栄養チューブが太く, 咽頭内で喉頭蓋と交差していると, 嚥下時の喉頭蓋の反転を栄養チューブが阻害することがある.

### <知ってほしい合併症>

### • 経鼻胃管症候群[4]

経鼻栄養チューブによる喉頭損傷である経鼻胃管症候群は注意すべき合併症である. 経鼻胃管による輪状後部への持続圧迫により, 下咽頭粘膜損傷などを生じ, 輪状軟骨炎を呈し後輪状披裂筋に損傷や感染が波及し声帯外転障害を生じると言われている. 他にも輪状後部の虚血による後筋の筋原性麻痺により声帯外転障害を生じたという報告もあり, 炎症などを生じずとも圧迫による筋虚血も原因になり得ると言われている. リスク因子として, 加齢に伴う粘膜弾性の低下や糖尿病などの易感染性疾患, 脳卒中による生理的な嚥下運動の減少による除圧頻度の減少などが挙げられている. 症状としては, 咽頭痛や吸気性喘鳴, 陥没呼吸が挙げられる. 嚥下内視鏡検査では, 披裂の浮腫や声帯外転障害が観察される. 治療としては, 栄養チューブの抜去による機械的刺激の除去は必須であり, 抜去後も上気道狭窄が持続する場合は, 気管切開が必要となる.

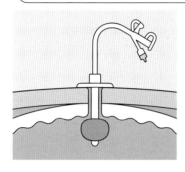
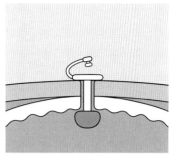
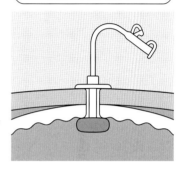

**図1.** 胃瘻の種類

## 2．胃　瘻

　胃瘻については，「食べられるようになったら抜去すれば良い」という考え方もあり，病気発症後早期に胃瘻が造設されることもある．また，静脈栄養法や経鼻経管栄養法に比べ，老人保健施設などでの受け入れが良いため，自宅への退院が困難な患者には，特に勧められていると思われる．回復期リハビリテーション病棟入院患者の3食経口摂取への移行について5年間の推移を見た報告では，経鼻経管栄養で入院した患者の割合は増加しているものの，入院前に胃瘻を造設された患者の割合は減少し，回復期リハビリテーション病棟入院中の経口摂取移行件数は増加し，胃瘻を造設した件数は減少したとされる[5]．また経管栄養で入院した嚥下障害のある脳卒中患者の胃瘻造設時期については，発症後3〜4か月が経過しても嚥下機能やその他の機能の著明な改善を認めず，直接訓練の開始が困難な患者に対しては，胃瘻による栄養管理を検討することが望ましいという報告も

ある[6]．胃瘻造設については，賛否両論あり，また造設時期についても様々な考えがあるため丁寧な説明が求められる．

### ＜胃瘻カテーテルの種類と特徴＞

　低侵襲で比較的短期間で安全に施行できる経皮内視鏡的胃瘻造設術（percutaneous endoscopic gastrostomy；PEG）が広く行われている．ひとくちに胃瘻と言っても，カテーテル内部ストッパーの形状にはバンパー型とバルーン型の2種類があり，カテーテルの長さからボタン式とチューブ式に分けられるため，それぞれの組み合わせから4つのタイプがある（**図1**）．それぞれ一長一短があり，バンパー型は耐久性があり交換頻度が低く済むが胃粘膜の損傷の危険性がある．バルーン型は胃粘膜損傷の危険性は低く交換が容易な反面，バルーン水の確認や交換頻度が高いなどの手間がかかる．ボタン式は認知症などで理解力が低く胃瘻の自己抜去の可能性が高い場合に良い適応となるが，栄養状態の変化に伴う体形変化には，シャフ

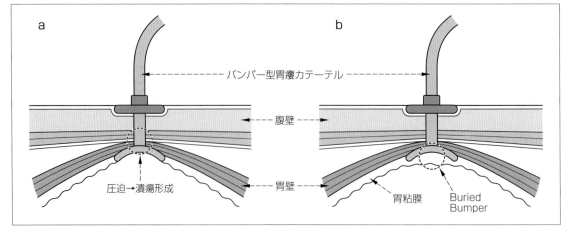

**図 2.** バンパー埋没症候群
a：胃瘻カテーテルの外側への過度の牽引によりバンパーが胃壁を圧迫し潰瘍を形成する.
b：さらにその潰瘍部分にバンパーが入り込み，その後胃粘膜が再生され，バンパーが
　　胃壁内に埋没する.

ト長が変更できないデメリットがある．チューブ
式はシャフト長の変更が可能であり接続チューブ
も不要というメリットがあるが，自己抜去の危険
性もあるため注意が必要である．

　胃瘻全般のトラブルとしては，瘻孔周囲からの
栄養剤の漏れや，皮膚トラブルなどが挙げられ
る．日常のケアとして，瘻孔周囲を清潔に保ち，
カテーテルの適切な固定が重要である．胃瘻カ
テーテルの皮膚への圧迫の有無やシャフト長の1
cm 程度のあそびの有無などを確認する．バルー
ン型ではバルーン水が十分注入されているかの確
認も行う．カテーテルの破損や閉塞を予防するた
めには，カテーテル内に栄養剤や薬剤が残存しな
いように微温湯でのポンピングやクリーニングブ
ラシでの洗浄などを行う．

**＜知ってほしい合併症＞**

**● バンパー埋没症候群**[7]

　バンパー埋没症候群は，内部のストッパーが腹
壁内に埋没することで生じる．その機序には，胃
瘻造設時には適切であったボタン式胃瘻カテーテ
ルのシャフト長が，患者の栄養状態が改善し腹壁
の厚みが増すことで発生する．他の機序として胃
瘻カテーテルの外側への過度の牽引によりバン
パーが胃壁を強く圧迫することで，胃粘膜の血流

障害による虚血性壊死を生じ潰瘍を形成し，その
部分にバンパーが入り込み，その後胃粘膜が再生
されバンパー部分を覆うことで胃壁内に埋没する
（図2）.

　症状としては，栄養剤の注入スピードの低下や
注入困難，注入した栄養剤が瘻孔周囲から漏れる
などが挙げられる．早期発見のためには，カテー
テル上下の可動性や回転性の有無の確認が重要で
ある．

**● カテーテルの位置異常**[8]

　バルーン型のストッパーでは，胃の蠕動運動と
ともに位置異常を生じることがある．チューブ式
カテーテルは，可動性のある固定板で腹壁に固定
されている．栄養剤を胃瘻から注入することによ
り胃の蠕動運動が生じ，バルーンが幽門側に移動
することがある．固定板は腹壁に固定されている
ものの，バルーンが幽門側に移動しているため胃
内のカテーテル長は長くなり，体外に出ているカ
テーテル長は短くなる（図3, 4）．さらにバルーン
が幽門閉塞を生じさせると胃の拡張や腹圧上昇が
生じ，マロリーワイス症候群を呈する場合もある．

　症状としては，胃内に栄養剤を貯留できないた
め下痢となり，マロリーワイス症候群では嘔吐や
吐血などを生じる．早期発見のためには，栄養剤

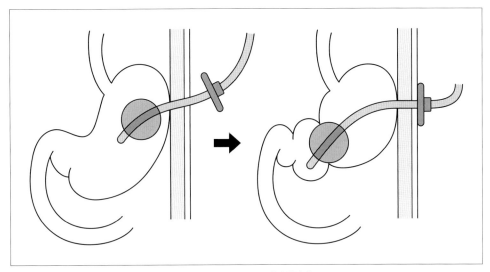

図 3. カテーテル位置異常

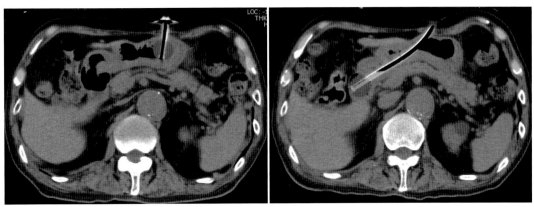

a | b

図 4. カテーテル位置異常 腹部 CT
a はバルーンは胃内の適切な位置にあるが，b ではバルーンが幽門側に移動し，胃内
のカテーテル長が長くなっている.

などの注入前後で体外のカテーテル長が短くなっ
ていないかを確認することが重要である.

### 3．腸　瘻

　腸瘻は，空腸内にカテーテル先端を留置させる
方法である．造設方法には，外科的空腸瘻造設，
経皮内視鏡的空腸瘻造設術，胃瘻を介して空腸へ
アクセスする経胃瘻的空腸瘻（PEG with jejunal
extension；PEG-J）に分けられる．近年は PEG-J
の使用頻度が増加している．適応としては，胃瘻
造設困難症例や食道亜全摘術後症例，膵頭十二指
腸切除術後症例などであるが，胃瘻造設後胃食道

逆流や嘔吐を繰り返す症例にも行われる．使用上
の注意点としては，空腸カテーテルは細長いため
栄養剤や薬剤により閉塞しやすい．閉塞予防のた
めには，栄養剤や薬剤投与後に白湯を十分量投与
する必要がある．他にも空腸瘻は胃と異なり貯留
量が少ないため，栄養剤が肛門側に流れやすく，
下痢やダンピング症候群を生じるリスクが高い.
そのため投与速度は，胃瘻と比べゆっくりとした
速度で投与する必要がある[9)10)].

### 4．経皮経食道胃管挿入術

　経皮経食道胃管挿入術（percutaneous transesophageal gastro-tubing；PTEG）は，非破裂型穿刺用バルーンを用いた経皮的超音波下穿刺による頸部食道瘻造設術と，造設した頸部食道瘻からX線透視下で留置カテーテルを挿入し，先端を胃あるいは十二指腸に留置する方法である．PTEGの適応症例としては，胃切除後症例や胃と腹壁の間に横行結腸が介在する症例，他にも腹水貯留，過度の肥満などが挙げられる．使用上の注意点としては，皮膚トラブルに注意することや，カテーテルを抜去しないようにテープ固定を行うことなどが挙げられる．またカテーテルが細く頸部から40 cm 程度の長さがあるため閉塞しやすく，栄養剤や薬剤投与後には白湯を少なくとも 10 mℓ 以上注入することが大切である[11]．

### 5．間歇的口腔食道経管栄養法

間歇的口腔食道経管栄養法[12]は，注入の度に口から栄養チューブを挿入し，注入終了後は栄養チューブを抜去する方法である．経管栄養剤投与の度に栄養チューブを挿入するため，手間は増加するが，注入時間以外は栄養チューブが留置されていないため，患者の不快感は経鼻経管栄養法に比べ少ない．また，経管栄養剤投与の度に，栄養チューブを飲み込むため，飲み込む動作自体が嚥下訓練にもなる．栄養チューブの先端の位置は，下部食道あるいは胃内である．下部食道に留置した場合は，食道蠕動を誘導し生理的な食塊の流れに近づくため，下痢や胃食道逆流の減少が期待できるとされている．しかし，口から栄養チューブを飲み込む時に絞扼反射が強い場合や，注入中の咳き込みや吃逆による嘔吐の危険性が高い場合，栄養チューブを舌で押し出してしまう，噛んでしまう場合などは適応外となる．また食道蠕動が不良で食道内逆流が見られるなど食道内注入が危険な場合は，栄養チューブの先端を胃まで進めて注入する場合もある．患者の上肢や手を抑制する時間が短い，栄養チューブが衛生的に保てるなどの利点が多いが，十分な普及には至っていない．そ

のため，施設などへの入所に関しては受け入れが容易でない地域が多い．

## 文　献

1) 一般社団法人　回復期リハビリテーション病棟協会：回復期リハビリテーション病棟の現状と課題に関する調査報告書，75-76，2022.
2) 日本静脈経腸栄養学会：静脈経腸栄養ガイドライン 第3版，13-18，照林社，2013.
3) 武原　格：嚥下障害者に対する胃瘻などの代替栄養法の適応，患者家族への説明は？ MB Med Reha，**276**：143-146，2022.
4) 木村百合香：経鼻胃管症候群（Nasogastric tube syndrome）．日気食会報，**71**：434-435，2020.
5) 佐藤新介ほか：過去5年間における当院回復期リハビリテーション病棟入院患者の3食経口摂取移行と経皮内視鏡的胃瘻造設術（PEG）実施状況の推移．日摂食嚥下リハ会誌，**20**：31-35，2016.
6) 武田有希ほか：経管栄養で入院した脳卒中患者の嚥下障害の予後について．脳卒中，**33**：17-24，2011.
7) 合田文則編著，胃ろう（PEG）管理のすべて　胃ろう造設からトラブル対策まで，194-199，医歯薬出版，2010.
   Summary 胃瘻の造設方法からカテーテル交換のほか，数多くの管理上のトラブル症例を豊富な図や写真で解説している．
8) 合田文則編著，胃ろう（PEG）管理のすべて　胃ろう造設からトラブル対策まで，204-205，医歯薬出版，2010.
9) 新井みなみ：胃瘻／PTEG／腸瘻の使用法と指導．臨栄，**137**：966-971，2020.
10) 鷲澤尚宏ほか：経胃瘻的空腸瘻（PEG-J）．消内視鏡，**33**：409-413，2021.
11) 齋藤一幸ほか：PTEG の適応と手技．臨栄，**137**：954-960，2020.
12) 日本摂食嚥下リハビリテーション学会医療検討委員会：間歇的口腔食道経管栄養法の標準的手順．日摂食嚥下リハ会誌，**19**：234-238，2015.
   Summary 間歇的経管栄養について，適応の可否，手順やポイント，リスクマネージメントなどをまとめたもの．

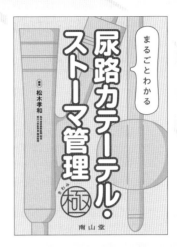
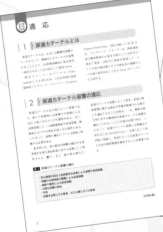
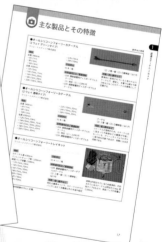

MB Med Reha **No.296**：22-31, 2024

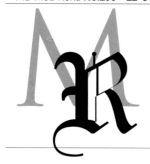

特集／知らなかったでは済まされない！
ドレーン・カテーテル・チューブ管理の基本と注意点

# 中心静脈栄養

小川雅子*

Abstract 栄養療法は消化管を使用して行うことが原則であるが，栄養路として消化管を使用できない時にはすべての栄養素を経静脈的に投与する中心静脈栄養を行う．主なデバイスとして CV カテーテル，CV ポート，PICC があり投与期間や用途に応じて適切なものを選択する．中心静脈栄養を行えば消化管に頼らず十分な栄養を投与することが可能であるが，カテーテルの挿入や留置に伴って感染症などの重大な合併症が起こり得る．中心静脈栄養を行うにあたっては適応を理解したうえで適切に行うこと，起こり得る合併症の原因と対策を熟知し，きめ細かなモニタリングを行うことで発生を最小限に抑えることが重要である．

Key words 完全静脈栄養(total parenteral nutrition；TPN)，中心静脈(CV)カテーテル(central venous catheter；CVC)，CV ポート(totally implantable central venous access port)，末梢挿入中心静脈カテーテル(peripherally inserted central venous catheter；PICC)，カテーテル関連血流感染症(catheter- related blood-stream infection；CRBSI)

## 中心静脈栄養とは

中心静脈栄養は完全静脈栄養(total parenteral nutrition；TPN)とも言われ，生命活動に必要な栄養すべてを経静脈的に供給する栄養療法である．静脈栄養のみで十分なエネルギーを投与するためには高濃度糖液の静脈内投与が必要だが，静脈炎が起こるため末梢静脈から投与することができない．高濃度の糖液やアミノ酸製剤を中心静脈(心臓に近い太い静脈，上下大静脈を指す)から投与することでこの問題を解決したのが中心静脈栄養である．

## 適 応

栄養管理は生理的であり，また腸管免疫維持の観点からも消化管を使用して行う経腸栄養が原則である．しかし栄養路として消化管を使用できな

い，あるいは使用すべきでない状況下では中心静脈栄養が適応となる(**表1**)[1]．中心静脈栄養は投与エネルギーや栄養成分を正確，確実に体内に入れることができ，水分管理を厳密に行えるという利点がある一方で，後述のごとくカテーテル挿入や留置に関する合併症が少なくないため，適応を理解して適切に行う必要がある．

### ＜栄養管理の原則＞

- 消化管を使うことができる(消化吸収ができる)なら経腸栄養
- 消化管を使うことができない場合
  2 週間以内の絶食は末梢静脈栄養
  2 週間以上腸が使えなければ中心静脈栄養の適応
- 経口，経腸栄養で栄養が不足する場合には補完的に施行

---

* Masako OGAWA，〒130-8587 東京都墨田区横網 2-1-11 同愛記念病院外科，副部長

**表 1.** 中心静脈栄養の適応

**絶対的適応：消化管が使用不可能／使用すべきでない場合**
- 消化管が機能していない場合（重度腸管麻痺安置性の下痢や嘔吐，吸収障害など）
- High output の消化管瘻
- 消化管閉塞
- 短腸症候群
- 腸管の安静を要する場合（高度の炎症など）

**相対的適応**
- （多くは経口，経腸栄養と併用．投与量や投与期間によっては末梢静脈栄養も考慮）
- 外科周術期（縫合不全などで経腸栄養ができない場合）
- 消化管出血
- 化学療法，放射線照射時
- 重症感染症
- 急性膵炎（原則経腸栄養が望ましい）
- その他の重症患者
- 経腸栄養不耐症

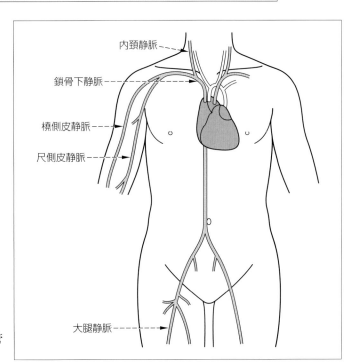

**図 1.**
中心静脈栄養の主なアクセス血管

## アクセス血管と主なデバイス

　中心静脈栄養を行うためのカテーテル留置の際に使用される血管は主に内頚静脈，鎖骨下静脈，橈側皮静脈や尺側皮静脈といった上肢の静脈，大腿静脈である（**図1**）．それぞれ感染や機械的合併症の発生率が異なるため，留置の目的や患者の容態に応じた適切な穿刺部位を選択すべきである[2)3)]．またカテーテルには様々な種類があり，実施予定期間，必要なルーメン数，血管の状態に基づいて適切なものを選択する．

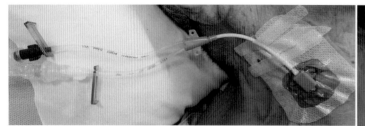
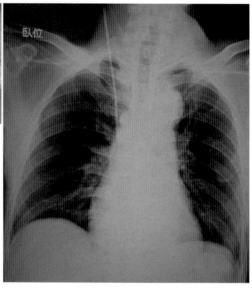

a | b

図 2.
中心静脈カテーテル
  a：右内頚静脈よりダブルルーメンカテーテルが留
    置された状態
  b：胸部 X 線写真．上大静脈内に中心静脈カテー
    テルが留置されている．

## 1．中心静脈(CV)カテーテル(central venous catheter；CVC)(図 2)

### 1）アクセス血管

　左右内頚静脈，左右鎖骨下静脈を穿刺し上大静脈にカテーテル先端を留置する．鎖骨下静脈穿刺は気胸，血胸といった致死的合併症を起こし得るため，内頚静脈穿刺を選択することが多い．大腿静脈を穿刺し下大静脈にカテーテル先端を留置する場合はカテーテル挿入長が 40～45 cm となるので長いカテーテルを用いる．

### 2）特　徴

　シングルルーメンカテーテルの他にダブルルーメン，トリプルルーメン，クワッドルーメンカテーテルがあり，薬剤を多ルートより投与することができる．栄養管理のみならず救急集中治療領域において輸液管理と薬剤投与を安定して継続的に実施する目的でもよく用いられる．

## 2．CV ポート(totally implantable central venous access port)

### 1）構　造

　皮下に埋め込まれるポート部分とそれに接続するカテーテルから構成される．ポートの中心にあるセプタムを穿刺するとカテーテルを通じて薬液が中心静脈内に注入される(図 3)．

### 2）アクセス血管

　穿刺する血管として鎖骨下静脈，内頚静脈，上腕・前腕静脈が一般的である．カテーテル先端は上大静脈内に留置する．**図 3-c** は右内頚静脈を穿刺しカテーテル先端を上大静脈内に，ポートを前胸部に留置した状態である．

### 3）特　徴

　3 か月以上のカテーテル留置が予想される場合に適応となる[4]．使用していない時にはカテーテルフリーとなるため，間欠的あるいは周期的な薬剤の投与も可能である．また自然抜去やカテーテル刺入部の感染が起こりにくいこと，入浴しやすいことから在宅中心静脈栄養法にも使用可能である．

## 3．末梢挿入中心静脈カテーテル(peripherally inserted central venous catheter；PICC)

### 1）アクセス血管

　橈側皮静脈や尺側皮静脈といった上肢の静脈を穿刺しカテーテル先端を上大静脈に留置する(図4)．

### 2）特　徴

　短期留置型の CV カテーテルの 1 種でシングルルーメン，ダブルルーメンのカテーテルがある．

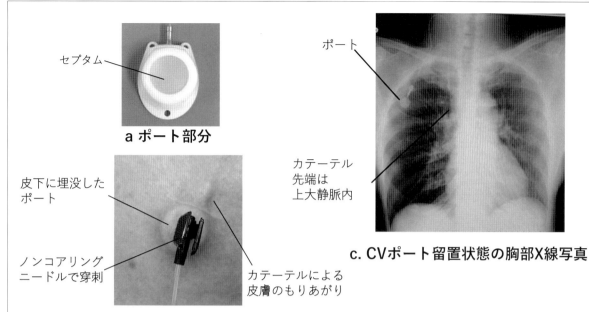

セプタム

a ポート部分

皮下に埋没した
ポート

ノンコアリング
ニードルで穿刺

b. ポートを穿刺した状態

カテーテルによる
皮膚のもりあがり

ポート

カテーテル
先端は
上大静脈内

c. CVポート留置状態の胸部X線写真

図 3. CV ポート

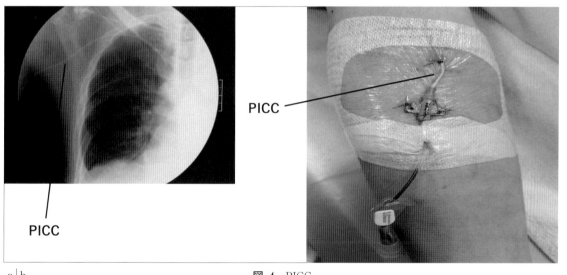

PICC

PICC

a|b

図 4. PICC
a：橈側皮静脈穿刺により留置された PICC
b：PICC が挿入された状態

解剖学的に気胸や血胸といった重篤な合併症が起こり得ないこと[2]，カテーテル挿入時の患者の恐怖心を軽減できること，体位がとりづらいなどの理由で鎖骨下静脈，内頚静脈穿刺が困難な症例にも留置可能であることが利点である．安全面から使用が推奨されている[5]が，細い静脈から刺入するためカテーテルが血管径に対して太いこと，上肢の運動に伴ってカテーテルによる血管内膜への機械的損傷が起こりやすいことより，内頚静脈や鎖骨下静脈など中枢側の静脈を穿刺する場合に比べてカテーテル関連血栓症が起こりやすいとされる[6][7]．

表 2. カテーテルの留置と管理に関する合併症

① カテーテル挿入時の合併症
　気胸・血胸，動脈穿刺，神経損傷，胸管損傷，動静脈瘻，血腫，空気塞栓，不整脈，心臓・大血管損傷

② カテーテル留置後の合併症
　カテーテルの感染，カテーテル閉塞，血栓性静脈炎，カテーテル破損

## 中心静脈栄養の実際

中心静脈栄養に使用されている主な製剤はアミノ酸を含まない高カロリー基本液，アミノ酸製剤，脂肪乳剤，ビタミン製剤，微量元素製剤，およびこれらを組み合わせたキット製剤である．これらの製剤は1日1,600～2,000 mℓ の投与で必要量を満たすように設計されている[8]．

## 合併症

中心静脈栄養による合併症にはカテーテルの挿入や管理に伴うもの，栄養療法に伴う代謝性合併症や消化器系合併症がある．本稿ではカテーテルに関連する合併症について述べる．

### 1．カテーテル挿入時の合併症（表2-①）[4]

#### 1）気胸・血胸

内頚静脈穿刺と比し鎖骨下静脈穿刺でより起こりやすいとされる．重篤な場合，胸腔ドレーン留置を要する．

#### 2）動脈穿刺

超音波ガイド下穿刺を行うことで予防できる．

#### 3）神経損傷

部位に応じて痛みやしびれ，呼吸苦などの症状が見られる．手技の中止により改善する．

#### 4）胸管損傷

左鎖骨下静脈穿刺で極めて稀に起こる．胸管を穿刺することにより乳び胸を引き起こす．リンパ液の胸腔への漏出が続く場合は胸管の縫合や塞栓が必要となる．

#### 5）動静脈瘻

穿刺時に動脈を貫いて静脈内にカテーテルを挿入することにより生じる稀な合併症．

#### 6）血 腫

気管や神経の圧排や感染が生じた場合，血腫除去の適応となる．

#### 7）空気塞栓

カテーテルやシースから血管内に空気が混入する状態．多量の場合チアノーゼや呼吸数増加，血圧低下，心雑音といった症状が見られる．重篤な場合は高圧酸素療法の適応となる．血管内と大気が交通している状態を極力少なくすることで予防できる．

#### 8）不整脈

洞結節にカテーテルなどが接触することにより生じる．心電図モニタリングやカテーテル挿入を透視下に行うことで避けられる．

#### 9）心臓・大血管損傷

盲目的なカテーテル操作により稀に起こる．カテーテルの右室穿孔による心タンポナーデは致死性合併症である．

上述のごとくカテーテル挿入時の機械的合併症は致死的となり得る．肺や随伴動脈，神経の誤穿刺を防ぐため穿刺前に超音波診断装置による観察（プレスキャン）を行い，超音波ガイド法による穿刺を行うことが推奨されている[5]．カテーテル挿入後に胸部 X 線撮影を行い，カテーテルの位置や機械的合併症の有無を確認する[2)4]．

### 2．カテーテル留置後の合併症

#### 1）カテーテルの感染

カテーテルの汚染には図5に示す4つのルートが確認されている[3]．カテーテル感染症の定義と分類を図6に示す[6]．

#### 2）カテーテルの閉塞[4]

a）カテーテルの屈曲：屈曲によりカテーテルの内腔が閉塞すると薬剤を注入することができなくなる（図7-a）．上肢の挙上などの体動によりカテーテルに屈曲が生ずる場合もある．

b）カテーテル内血栓：先端開口型のカテーテルではヘパリンフラッシュをしてもカテーテル内

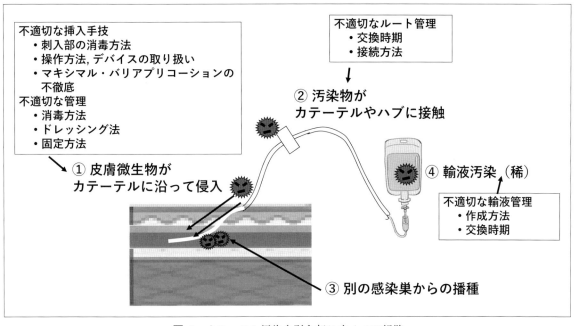

図 5. カテーテル汚染を引き起こす 4 つの経路

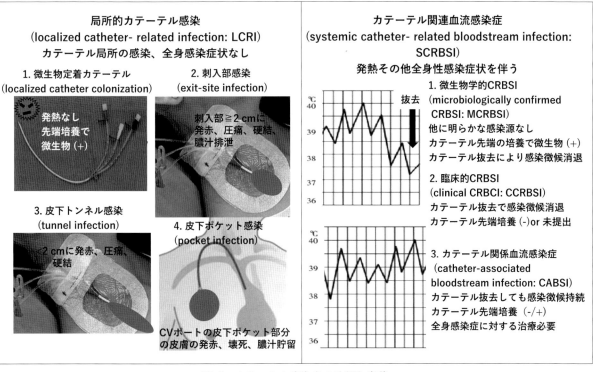

図 6. カテーテル感染症の分類と定義

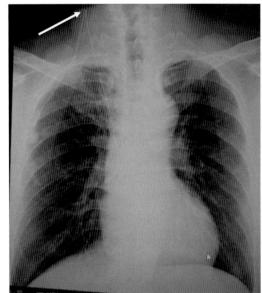

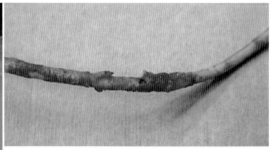

図 7.
カテーテル閉塞の原因
　a：カテーテルが屈曲している（→）.
　b：フィブリンシース（文献 9 より引用）

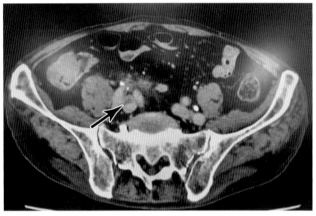

図 8. 右総腸骨静脈内の血栓
右大腿静脈内に留置したカテーテル（抜去後）により形成された血栓（→）. 造影 CT 検査で判明した.

への血液の逆流を防止できず, 血栓形成によるカテーテル閉塞のリスクがある[10].

　c）カテーテル先端のフィブリンシース（留置されたカテーテル周囲の血栓）：フィブリンシースはカテーテル周囲に形成された結合組織の鞘である（図 7-b）. 留置直後よりフィブリンがカテーテルを包み込むように付着し始め, それを足場に血栓が拡大し, カテーテル先端を弁状に閉塞すると考えられている[7)9)].

　d）薬剤に起因する閉塞：配合禁忌薬剤, 凝固性・吸着性の強い薬剤, 高粘度の薬剤の投与によりカテーテル内腔が閉塞することがある.

　　　　　　　　　　　　　　　　　　　　　など

### 3）血栓性静脈炎（カテーテルが留置された静脈内の血栓）

　カテーテルによる血管内皮細胞の損傷によって静脈内に血栓が形成されることがある（図 8）. カテーテルを留置した側の上腕や頭頚部などに急激な腫脹が出現した場合には血栓性静脈炎を疑う. 中枢方向に血栓が進展する場合を上行性血栓性静脈炎と称し, 深部静脈血栓症（deep venous thrombosis；DVT）や肺塞栓症（pulmonary embolism；PE）の原因となり得る. 超音波検査や静脈造影検査, 造影 CT 検査が診断に有用である.

### 管理上の注意点

**1．感　染（図 5）**

**1）予防策**

**a．カテーテル挿入時[3)]**

① 患者の管理に必要最小限のポート数またはルーメン数のカテーテルを選択する.

② アクセス血管に関しては, 大腿静脈アクセスは感染リスクが高く他の静脈が使用できない場合を除いて推奨されない.

③ マキシマル・バリアプリコーション（キャップ・マスク・滅菌ガウン・滅菌手袋・全身用の滅菌ドレープを使用）を実施する.

④ 挿入部の皮膚を十分に消毒する. 消毒前にシャ

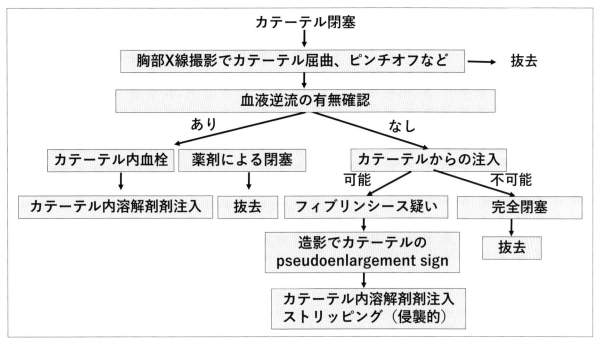

図 9. カテーテル閉塞の対応

ワー浴や清拭により皮膚の常在菌を減少させておくことが望ましい.

⑤ CVポート留置時の予防的抗菌薬使用はガイドライン上推奨されていない. 免疫抑制状態の患者など, 患者のリスクを考慮し限定的に行う[4].

⑥ カテーテル部位は滅菌透明ドレッシングで被覆する. 出血や浸出がある場合は滅菌ガーゼで被覆し2日ごとに交換する.

**b. カテーテル留置中[3]**

① カテーテルへの微生物侵入の確率を減らすため, カテーテルやカテーテル刺入部位を水に浸さない. カテーテル部位は滅菌透明ドレッシングで被覆し汚染された場合は交換する.

② 不要になったカテーテルは速やかに抜去する.

**c. 栄養管理に関する注意点[9]**

① 輸液製剤は無菌調整されたものを用い, 混注する薬剤を可能な限り少なくする.

② 細菌や異物を除去するためフィルターを使用する. ただし脂肪乳剤はインラインフィルターを介さず投与する.

③ 注入ライン接合部からの汚染を防ぐため, 輸液ラインはクローズドシステムを用いる. 点滴セットの交換は使用開始から4日以上の間隔を

あけ, 最低限7日ごとには交換する. ただし血液や血液製剤, 脂肪乳剤投与に使用した点滴ラインは24時間以内に交換することが推奨されている.

**2) 感染を疑った時には**

カテーテル刺入部周辺の発赤や発熱などカテーテル感染を疑う徴候が出現した場合, まず血液培養を行う. 血液培養が陽性の場合は抗菌薬治療を開始する. 48時間の抗菌薬治療で解熱しない場合カテーテルを抜去するが, 原因菌によっては(真菌など)抗菌薬治療を開始する前にカテーテルを抜去する. 血液培養が陰性であっても他に感染源が明らかにならず発熱が持続する場合カテーテルを抜去する.

カテーテル留置中に感染徴候があって, カテーテルを抜去することによって解熱し, そのほかの臨床所見の改善を見ればカテーテル関連血流感染症と診断される.

**2. カテーテル閉塞[4]**

原因としてカテーテルの屈曲やピンチオフ, 血栓関連ではカテーテル内血栓やフィブリンシース, 静脈内血栓などが挙げられる. 図9に対処法を示す.

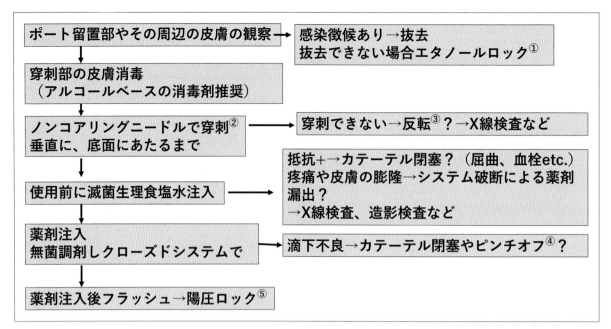

**図 10.** CV ポートの管理

※図中①～⑤は本文中①～⑤に対応

カテーテル造影で pseudoenlargement sign（造影剤の線状の逆流がカテーテル周囲に見られ，また造影剤のジェットがカテーテルの横に見られる）を認めた場合フィブリンシースと診断する．カテーテル先端の先に造影剤で満たされた囊状構造が見られることもある．フィブリンシースによるカテーテル機能不全に対する治療法として，ガイドラインではカテーテル内血栓溶解剤注入，フィブリンストリッピングが挙げられている．血栓溶解療法はウロキナーゼを4万単位／時で6～12時間あるいは6万単位／時で4時間投与する．ストリッピングは大腿静脈あるいは上腕静脈からアクセスしたスネアを用いてカテーテルを把持し引いて，カテーテル周囲の閉塞物質をはぎ取る方法である．実際にはカテーテル交換や再留置を要することが多い．

静脈内血栓の診断には超音波検査や静脈造影，造影 CT 検査（**図8**）が有用である．

### 在宅管理の注意点

在宅中心静脈栄養では CV ポートが用いられることが多い．CV ポートに関しては長期留置や間欠的な薬剤の投与を想定した管理が必要となる．特に留意すべき点を**図10**に示した．

① CV ポート感染が疑われてもライフラインになっているなどの理由で抜去困難の場合，エタノールロック療法を行ってポートの温存を試みることがある．エタノールロック療法は，エタノールが血流感染の原因菌の殺菌およびバイオフィルムの破壊を行うという効果に基づいた治療法である[11]．本邦においては小児科領域で使用されるようになってきたが成人における報告は少なく，現時点ではガイドラインとして推奨されるものではない．

② 穿刺針の先端でセプタムが削りとられて破損すること（コアリング）を防ぐため，CV ポート穿刺時はノンコアリングニードルを用いる．

③ CV ポートの反転（裏返り）はセプタムを穿刺できないことで気づかれる．ポートの固定不良や作成した皮下ポケットがポートに対して大きい場合に起こることがある．

④ ピンチオフは鎖骨下静脈アプローチによる CV ポート留置で生じる．鎖骨と第1肋骨にカテーテルがはさまれ，閉塞や機械的な摩耗による破

損が起こることがある．造設の際に穿刺部位を鎖骨と第1肋骨の接点よりも外側にすることで予防できる（鎖骨と第1肋骨の接点を通過する際にカテーテルが血管内にあるため圧迫されにくくなる）[12]．

⑤ 薬剤投与終了時は ⓐ 投与された薬剤をシステム内から完全に洗い流すこと（システム内フラッシュ），ⓑ システムをロックし非使用期間における血栓閉塞を予防することが必要である[4]．

### ⓐ システム内フラッシュ

間欠的に圧をかけながら10 mlの生理食塩液を注入するパルスフラッシュを行う．容量の小さなシリンジでは耐圧限度を超えた圧力が加わる可能性があるため10 ml以上のシリンジを用いる．

### ⓑ システムの陽圧ロック

血栓形成を予防するためヘパリン加生理食塩液を用いることが推奨されるが，生理食塩液によるロックと有意差がないとする報告もある．

## 文　献

1) Guidelines for use of total parenteral nutrition in the hospitalized adult patient. A.S.P.E.N. Board of Directors. *JPEN J Parenter Enteral Nutr*, **10**：441-445, 1986.
2) 公益社団法人日本麻酔科学会安全委員会 安全な中心静脈カテール挿入・管理のため手引き改訂WG：安全な中心静脈カテーテル挿入・管理のためのプラクティカルガイド2017，2017.
3) O'Grady NP, et al：the Healthcare Infection Control Practices Advisory Committee (HICPAC)編，矢野邦夫監訳，血管内留置カテーテル由来感染の予防のためのCDCガイドライン2011，メディコン，2011.
   Summary 本ガイドラインはカテーテル留置や管理に関する感染性合併症の発生率をできる限り引き下げることを目的としている．
4) 日本IVR学会：中心静脈ポート留置術と管理に関するガイドライン2019，2020.
   Summary CVポート造設手技，留置後の管理や合併症に関する国内外のエビデンスに基づいた推奨事項が記されている．
5) 国島正義ほか：末梢挿入型中心静脈カテーテル(PICC)関連合併症に関する検討．日本NP学会誌，**2**(1)：8-12，2018.
6) 日本静脈経腸栄養学会編，静脈経腸栄養ガイドライン第3版，照林社，2013.
7) 坂口嘉郎：末梢挿入型中心静脈カテーテル留置に伴う血栓症．日集中医誌，**29**：209-210，2022.
8) 輸液・栄養製剤．川合眞一ほか編，今日の治療薬2023，南江堂，2023.
9) 岸　宗佑：PDNレクチャーChapter 3経静脈栄養2．中心静脈栄養法(TPN)4．CVポートとその埋設術，2021.
   〔www.peg.or.jp/lecture/parenteral_nutrition〕
10) 岡田晋吾編，キーワードでわかる臨床栄養，ニュートリー株式会社．
   〔www.nutri.co.jp/nutrition〕
11) 田實裕介ほか：カテーテル関連血流感染を繰り返す在宅中心静脈栄養療法症例に対して予防的エタノールロック療法が有効であった1例．日静脈経腸栄会誌，**32**(1)：886-889，2017.
12) 医薬品医療機器総合機構：皮下用ポート及びカテーテルの取り扱い時の注意について．PMDA医療安全情報，No.57，2019年2月．

MonthlyBook
# MEDICAL REHABILITATION

# リハビリテーション
# 診療に必要な
# 動作解析

No.289
2023年7月
増刊号

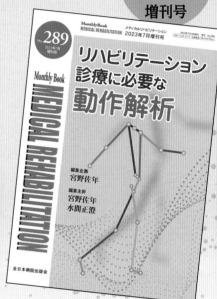

好 評

**編集企画**
総合東京病院リハビリテーション科センター長
宮野佐年

リハビリテーション診療の現場で必要な四肢体幹の機能解剖や日常生活動作の動作解析を、頸部から足の先まで、各分野のエキスパートが臨床的な観点から網羅して解説。明日のリハビリテーション診療に必ず役立つ完全保存版です！

B5判　206頁
定価 5,500 円
（本体 5,000 円＋税）

## CONTENTS

- 動態解析とリハビリテーション
- 歩行分析法
- 正常歩行の観察
- 歩行と代償動作
- 理学療法と動作解析
- 作業療法と動作分析
- 短下肢装具と歩行解析
- 頸椎の機能解剖
- 頸部痛と手のしびれのリハビリテーション診療
- 腰椎の機能解剖
- 腰椎の障がいとリハビリテーション診療
- 肩関節の機能解剖
- 肩の障害とリハビリテーション診療
- 肘関節の機能解剖

- 肘の障害とリハビリテーション診療
- 手・手指の機能解剖
  ―リハビリテーションに必要な手・手指の機能解剖について―
- 手・手指の障害とリハビリテーション診療
- 股関節の機能解剖と動作解析
- 変形性股関節症のリハビリテーション診療
  ―保存療法とリハビリテーション治療―
- 大腿骨近位部骨折のリハビリテーション療法
- 膝関節の機能解剖
- 前十字靱帯損傷のリハビリテーション診療
- 変形性膝関節症のリハビリテーション診療
- リハビリテーション診療に必要な足関節の機能解剖
- 足関節障害の診断とリハビリテーション

 全日本病院出版会　〒113-0033 東京都文京区本郷 3-16-4　Tel：03-5689-5989
www.zenniti.com　Fax：03-5689-8030

MB Med Reha **No.296**：33-40, 2024

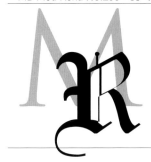

特集／知らなかったでは済まされない！
ドレーン・カテーテル・チューブ管理の基本と注意点

# 尿路カテーテル

高橋良輔*

**Abstract** リハビリテーション治療中の患者は下部尿路機能障害（排尿障害）を有することも多い．自排尿で尿を十分に排出できない場合は清潔間欠導尿（CIC）の導入が推奨される．現在国内では大きく分けて3種類のCICカテーテル（再利用型カテーテル，非親水性ディスポーザブルカテーテル（ネラトンカテーテル），親水性コーティング付きディスポーザブルカテーテル）が使用可能であり，コスト・生活スタイル・嗜好などを考慮して処方されている．また就寝中のナイトバルーンや外出時のデイバルーンとして使用される間欠バルーンカテーテルも患者QOL向上に有用なツールである．一方，CICの習得が難しい場合は留置カテーテル管理が選択される．尿道経由で留置する「尿道カテーテル留置」と下腹部から腹壁を経由して留置する「膀胱瘻カテーテル留置」の2種類がある．短期では「尿道カテーテル留置」で問題ないことが多いが，長期（年単位）になる場合は，尿道関連合併症が少ないことや閉塞しにくいこと（18～22 Frの太めのカテーテルを使用可能）を考慮して「膀胱瘻カテーテル留置」が推奨される．

**Key words** 尿路管理（urinary management），清潔間欠導尿（clean intermittent catheterization；CIC），尿道カテーテル留置（urethral catheterization），膀胱瘻カテーテル留置（suprapubic catheterization）

## はじめに

リハビリテーション治療中の患者は，種々の要因によって「尿が十分に出せない」「頻尿や尿失禁で困る」といった排尿に関する問題を抱えることが多い．原因として，神経疾患（脳血管疾患，脊髄疾患など）による膀胱や尿道の機能障害（神経因性下部尿路機能障害），神経疾患以外の原因による下部尿路機能障害（加齢，前立腺肥大症，過活動膀胱，骨盤底の脆弱化など），排尿に関連する動作の自立困難，認知機能障害など，多くのものが考えられる．排尿管理として，まずは「自排尿」の可能性を探るが，残尿が多くそれに伴う頻尿や尿失禁，そして症候性尿路感染などで困る場合は，2番目の選択肢として「清潔間欠導尿（clean intermittent catheterization；CIC）」を，CICの習得が困難な場合は3番目の選択肢として「留置カテーテル管理」を考慮することになる．残尿がある症例では無症候性の膿尿を認めることが多いが，症候性の尿路感染（急性腎盂腎炎，急性前立腺炎，急性精巣上体炎など）に進展しないように，腎機能に悪影響が及ばないように留意しながら，患者のQOLを可能な範囲で維持することを意識しながら尿路管理法を選択していくことが求められる[1]．本稿では，自排尿の継続が難しい場合のカテーテルを用いた尿路管理法とその際に使用するカテーテルの種類と留意点についてまとめてみたい．

* Ryosuke TAKAHASHI，〒820-0053 福岡県飯塚市伊岐須550-4 総合せき損センター泌尿器科，部長

## 清潔間欠導尿（CIC）

薬物療法や外科的治療を用いても自排尿の継続が難しい症例が対象となる．尿が溜まったら排尿ごとにカテーテルを挿入して膀胱内の尿を体外に排出する方法であり，患者自身で行う場合と介助者が行う場合がある．必要な導尿回数に関しては，膀胱内を低圧に維持できる範囲内で導尿するようにタイミングを設定する必要があるが，通常は1回導尿量が200〜300 mℓ程度となるように指導することが多い．手指と外陰部の衛生管理に関しては，原則として流水と石鹸で手指を洗浄し，外陰部を清浄綿で清拭することが推奨されているが[1]，日常的な清潔が保たれている（定期的に入浴している）症例であれば，手指・外陰部ともにウェットティッシュを用いた清拭程度で良いと考え，自施設ではそのように指導している．保清が困難な場合は消毒綿による手指・外陰部の清拭や擦式アルコール製剤での手指消毒を行っている．

### 1．CICに用いるカテーテルの種類

現在国内では大きく分けて3種類のCICカテーテルが使用可能であり，いずれのタイプも一般家庭ごみとして廃棄可能である．

#### 1）再利用型カテーテル

使用後にカテーテル内腔を含めて水道水で洗浄後，あらかじめ保存液を入れた専用ケースに収納して再利用する．保存液には0.025%塩化ベンザルコニウム（消毒剤）とグリセリン（潤滑剤）が入っている（グリセリンの濃度は製品によって多少異なる）．添付文書上の推奨交換頻度は1か月に1回だが，製品によっては最長2か月までの使用を許容しているものもあり[2]，自施設でも特に問題のない患者は2か月程度まで使用していただいている．保存液の交換も各製品の添付文書では1日1回が推奨されているが，自施設を含めて2日に1回を推奨している施設もある[3]．世界的に見ると本邦のみで普及しているカテーテルだが既に30年以上の歴史がある．昨今の環境問題を考慮すると「廃棄物の少ない環境にやさしいカテーテル」と

も言える．主な製品として以下のようなものがある．

- セルフカテ®（富士システムズ）（図1-a）
- ピュールキャス®（女性用：クリエートメディック）（図1-b）
- セルフカテ® EX型（富士システムズ）（図1-c）
- DIBマイセルフカテーテル®（ディヴインターナショナル）

尿道が長い男性でカテーテル長が不足する場合は，通常のカテーテルよりも5 cm程度長めのセルフカテ®男子用L（富士システムズ）を用いている．頚髄損傷者でも手首の背屈が可能であれば，ややコシのあるカテーテル（DIBマイセルフカテーテル®のセミハードタイプ）を使用することでCIC操作が可能となることがある．また，車椅子上でのCICにはセルフカテ® EX型（図1-c）が便利なことも多い．延長チューブ付きのカテーテルであり，トイレ環境が良くない外出先などで有用である．延長チューブの汚染が気になる場合，自施設ではご本人にお願いしてビニールチューブ（内径4 mm，外径6 mm）をメートル単位で購入していただき，使用しやすい長さに切断して使用していただいている．一般のホームセンターで比較的安価で販売されている．2週間程度での交換を推奨している．

#### 2）非親水性ディスポーザブルカテーテル（ネラトンカテーテル）

ポリ塩化ビニル製のいわゆる「ネラトンカテーテル」である．使用後の洗浄や保管が不要であり，外出先などで便利である．挿入時にゼリーなどの潤滑剤を塗布する必要がある．主な製品として以下のようなものがある．

- サフィード®ネラトンカテーテル（テルモ）（図1-d）
- トップ®ネラトンカテーテル（トップ）
- ニプロ®ネラトンカテーテルS（ニプロ）

#### 3）親水性コーティング付きディスポーザブルカテーテル

カテーテル表面に親水性コーティングが施され

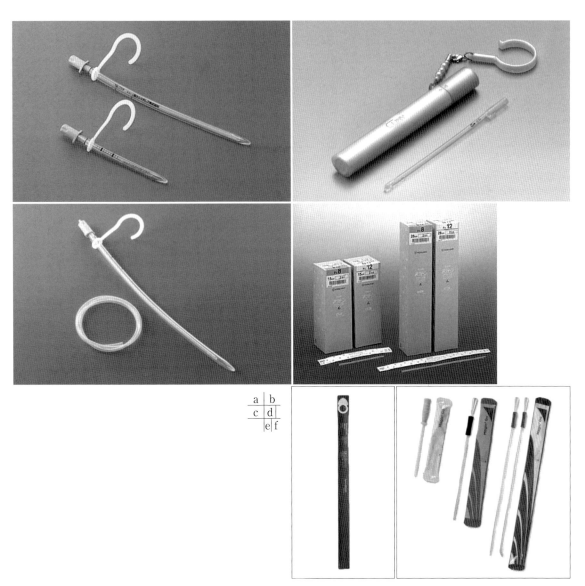

図 1. 清潔間欠導尿(CIC)に用いるカテーテル
a：セルフカテ®(富士システムズ)[4]
b：ピュールキャス®(クリエートメディック)[5]
c：セルフカテ® EX 型(富士システムズ)[6]
d：サフィード® ネラトンカテーテル(テルモ)[7]
e：スピーディカテ® ネラトン 30(コロプラスト)[8]
f：MAGIC 3 GO® 間欠導尿カテーテル(BD)[9]

ているため，優れた潤滑性を有し潤滑剤の塗布が不要である．外出先などでさらに便利であるが，やや高価である．主な製品として以下のようなものがある．

- スピーディカテ® ネラトン 30(コロプラスト)(図 1-e)
- MAGIC 3 GO® 間欠導尿カテーテル(BD)(図 1-f)
- ジェントルカテ Glide®(コンバテック)
- RUSCH フローキャスクイック®(クリエートメディック)
- アクトリーン® ハイライトカテ(大塚製薬工場)

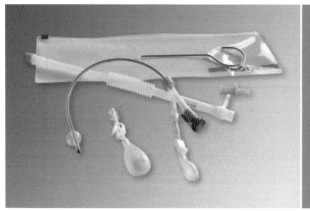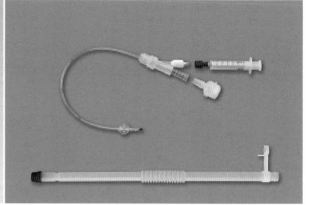

図 2. 間欠バルーンカテーテル
a：間欠式バルーンカテーテル®（ディヴインターナショナル）[10]
b：OT バルーンカテーテル®（大塚製薬工場）[11]

a | b

## 2．間欠バルーンカテーテル

本邦オリジナルのカテーテルであり，導尿が困難な夜間（夜間多尿症例）や外出時に使用することで患者 QOL の向上と介護負担の軽減を期待できる．留置時間を 12 時間以内にすることが推奨されている．問題点として，徐々に留置時間が長くなり 12 時間以上継続留置している症例を散見する．処方の際には定期的に留置時間を再確認することが望ましい．主な製品として以下のようなものがある．

- 間欠式バルーンカテーテル®（ディヴインターナショナル）（図 2-a）
  固定水の注入器具：スポイトタイプとシリンジタイプの 2 種類あり
- OT バルーンカテーテル®（大塚製薬工場）（図 2-b）
  固定水の注入器具：シリンジタイプ

## 3．CIC 中の患者に対するリハビリテーションを進めるうえでの注意点

腹圧がかかるようなリハビリテーション動作の前には CIC を施行しておくことが望ましい．膀胱内に尿が溜まった状態で強い腹圧がかかると，尿失禁や膀胱尿が腎臓に逆流して有熱性尿路感染を生じる原因となる可能性がある．また，CIC 中の患者は尿意が乏しいことも多く，リハビリテーションに集中するあまり尿を溜めすぎないよう注意する必要がある．

## 留置カテーテル管理

外尿道口から尿道を経由して膀胱内にカテーテル先端を留置する「尿道カテーテル留置」と下腹部から腹壁を経由して膀胱内にカテーテル先端を留置する「膀胱瘻カテーテル留置」の 2 種類がある（図 3）．短期（1〜2 か月）の適応（急性尿閉，病状が重篤で正確な尿量測定を要する，周術期など）であれば尿道カテーテル留置で問題ないことが多いが，長期（年単位）の留置カテーテル管理を要するケース（神経疾患による尿排出障害など）では，膀胱瘻カテーテルの方が安定した管理が可能であり，ガイドラインでも推奨されている[1]．以下に 2 つの管理法について概説する．

### 1．尿道カテーテル留置

外尿道口から経尿道的に挿入したカテーテル先端を膀胱内に留置し，膀胱内の尿を持続的に体外に排出する．尿道の刺激を最小限にするため，そして尿道合併症（外尿道口が開大・裂けてくる，尿道狭窄，尿道皮膚瘻，尿路性器感染症など）を回避するため，可能な限り細径（12〜16 Fr）のカテーテルの使用が推奨される．30 日以内に定期交換するのが一般的である[12]．

通常は 2 way のフォーリーカテーテルを用いる．先端のバルーンカフを膨らませて膀胱内に留置する．挿入困難時は，カテーテル先端に上向きの角度をつけたチーマン型も有用だが，先端の方

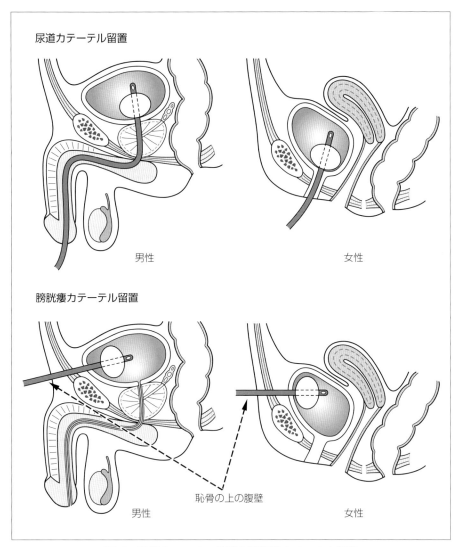

尿道力テーテル留置

男性　　　　　　　　女性

膀胱瘻力テーテル留置

恥骨の上の腹壁

男性　　　　　　　　女性

**図 3.** 尿道カテーテル留置と膀胱瘻カテーテル留置

向を確認して慎重に挿入する必要がある．オール
シリコン製は尿道粘膜への刺激が少なく，ラテッ
クス製に比べて内腔が広く詰まりにくい構造と
なっている．抗菌カテーテルが尿路感染症を減少
させるかどうかは明らかではない[12]．カテーテル
の固定は，圧迫によって尿道口や外陰部粘膜を傷
つけないように，男性は下腹部に，女性は大腿内
側に固定する．

**2．膀胱瘻力テーテル留置**

　下腹部から腹壁を経由して挿入したカテーテル
先端を膀胱内に留置し，膀胱内の尿を持続的に体
外に排出する．造設時に外科的処置を要するこ
と，ボディイメージの問題などが短所と考えられ
るが，これを補う長所として，① 尿道のトラブル

（男性：尿道口が裂けてくる，女性：会陰部のただ
れや保清の問題）がないこと，② 尿道留置より太
いサイズ（18～22 Fr）のカテーテルを留置できる
ため閉塞しにくいこと，③ 男性では急性精巣上体
炎や急性前立腺炎が少ないこと，④ カテーテル交
換時に尿道を損傷するリスクがないこと，⑤ 慣れ
れば尿道留置よりもカテーテル交換が容易である
ことなど，多くの因子がある．また，下腹部から
の処置のみでカテーテル交換が完了するため，交
換時に下着を下ろす必要がないことも，交換時の
負担軽減として利点と思われる．以上より，長期
の留置カテーテル管理が必要と想定される症例で
は，膀胱瘻カテーテル管理が推奨されている[1]．
しかしながら，その後に入所予定の施設で膀胱瘻

交換を継続できない，あるいは自宅介護で訪問診療でのカテーテル交換を希望しているが膀胱瘻交換では受けてもらえない，などの社会的事情で膀胱瘻管理を選択できないことも多い．造設前にはこのあたりの患者背景を検討しておく必要がある．

### 1）使用カテーテル

膀胱瘻用もしくは腎盂用のオールシリコンのカテーテルを用いる．尿道留置用のフォーリーカテーテルは使用しない．尿道留置用のカテーテルとの違いとして，① カテーテル先端のドレナージ孔が側面に加えて先端にも開口しておりドレナージが良いこと，② 膀胱内に突出する部分が短く設計されているため膀胱壁への刺激が少ないこと，が挙げられる．カテーテルのサイズは 18〜22 Fr を使用することが多い．

### 2）カテーテル交換時の留意点

カテーテルにはデプスマークが 1 cm 間隔でついている．カルテに挿入深度を記載し，次回交換時の目安とする．交換頻度は通常 2〜4 週だが，カテーテル閉塞が頻回の場合は毎週の交換を要することもある．自施設では交換時にカテーテルチップシリンジを用いて 30 mℓ 程度の生理食塩水で 3 回程度の膀胱洗浄を施行している．目的は，カテーテル先端が膀胱内にあることの確認，膀胱内浮遊物の程度の把握，膀胱結石形成の予防，などである．

### 3）トラブル時の対応

カテーテル閉塞を繰り返す場合は膀胱結石ができている可能性があるので，泌尿器科受診を考慮していただきたい．それでもカテーテル閉塞の頻度が高い場合は，家族または訪問看護のスタッフに定期的な膀胱洗浄をお願いすることもある．またカテーテルが不意に抜けてしまった場合は，膀胱内のドレナージとともに瘻孔が塞がらないように，抜けたカテーテルを流水で洗浄後，瘻孔に再挿入し，腹壁にテープなどで固定して担当医に連絡していただきたい．放置しておくと瘻孔が閉鎖してしまう可能性がある．

## 3．留置カテーテル管理中の患者に対するリハビリテーションを進めるうえでの注意点

一般的な留意点として，尿量をやや多めに保つこと（1 日尿量 1,500〜2,000 mℓ 程度），集尿バッグは常に膀胱より低い位置に保つこと，ルートの圧迫など尿のドレナージが妨げられていないかを確認すること，カテーテル閉塞を繰り返す場合は膀胱洗浄や早めのカテーテル交換を考慮すること，などがある．また，カテーテルが引っ張られないよう留意する必要があるが，リハビリテーション中は特に注意が必要である．バルーンカフが尿道に引き込まれることによって尿道損傷を生じ，血尿や疼痛をきたす可能性がある．対策として，リスクが高そうなリハビリテーションを行う際は一時的にカテーテルキャップを用いる（図 4-a，b），あるいはレッグバッグ（図 4-c，d）を使用するなどの方法もある．カテーテルキャップを使用する場合は，患者ごとの安全な蓄尿量について主治医に確認し，適切なタイミングでキャップを開放する必要がある．

## おわりに

CIC 管理では，これを定期的に行うことで尿の排出は確保されるが，問題は蓄尿時の管理である．尿意が低下した症例や膀胱内圧が不安定な症例が多いため，溜めすぎには注意が必要である．またリハビリテーション時には腹圧がかかることも多いため，CIC を施行してから行うことが望ましい．留置カテーテル管理では，短期的には尿道カテーテル留置でも問題ないが，長期的には尿道へのダメージを考慮して膀胱瘻カテーテル管理が推奨される．

## 文　献

1）日本排尿機能学会，日本脊髄障害医学会，日本泌尿器科学会編，脊髄損傷における下部尿路機能障害の診療ガイドライン 2019 年版, 中外医学社, 2019.
Summary　排尿管理の目標として，尿路合併症の防止，社会的尿禁制の獲得，生活の質の改善，の

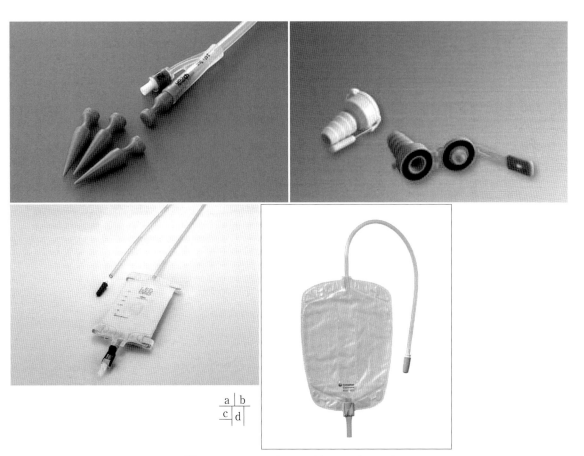

|a|b|
|c|d|

**図 4.** カテーテルキャップとレッグバッグ

a：ファイコン　カテーテルプラグ®（富士システムズ）[13]
b：DIB キャップ®（ディヴインターナショナル）[14]
c：クリニーレッグバッグ®（クリエートメディック）[15]
d：コンビーンレッグバッグ®（コロプラスト）[16]

3つを最重要課題として取り上げている.
2）富士システムズ：セルフカテ® 添付文書
〔http://www.fujisys.co.jp/wp-content/uploads/2014/04/H-1053.1064.pdf〕
3）福井大学医学部附属病院看護部：患者さん用パンフレット（自己導尿を行う方へ）
〔https://www.hosp.u-fukui.ac.jp/kango/wp/wp-content/uploads/kpamp03_sefuti_m2.pdf〕
4）富士システムズ：セルフカテ®
〔http://www.fujisys.co.jp/?p=410〕
5）クリエートメディック：ピュールキャス®
〔https://www.createmedic.co.jp/products_detail/id=246〕
6）富士システムズ：セルフカテ® EX 型
〔http://www.fujisys.co.jp/?p=414〕
7）テルモ：サフィード® ネラトンカテーテル
〔https://www.terumo.co.jp/medical/equipment/me109.html〕
8）コロプラスト：スピーディカテ® ネラトン 30
〔https://products.coloplast.co.jp/coloplast/continence-care/speedicath/speedicath-standard/--30/〕
9）BD：MAGIC 3 GO® 間欠導尿カテーテル
〔https://www.bd.com/ja-jp/offerings/capabilities/home-care/urinary-incontinence/magic3-go-intermittent-urinary-catheter〕
10）ディヴインターナショナル：間欠式バルーンカテーテル®
〔https://www.dib-cs.co.jp/intermittent-balloon-cathe/〕
11）大塚製薬工場：OT バルーンカテーテル®
〔https://www.otsukakj.jp/med_nutrition/

archives/urination/catheter/〕

12) 日本泌尿器科学会 尿路管理を含む泌尿器科領域における感染制御ガイドライン作成委員会，尿路管理を含む泌尿器科領域における感染制御ガイドライン 改訂第2版，メディカルレビュー社，2021.
Summary カテーテル関連尿路感染症の最も有効な予防法は，カテーテルを留置しないことであるが，長期の留置では膀胱瘻管理が推奨される．

13) 富士システムズ：ファイコン　カテーテルプラグ®

〔http://www.fujisys.co.jp/?p=5606〕

14) ディヴインターナショナル：DIB キャップ®
〔https://www.dib-cs.co.jp/dib-cap-2/〕

15) クリエートメディック：クリニーレッグバッグ®
〔https://www.createmedic.co.jp/products_detail/id=540〕

16) コロプラスト：コンビーンレッグバッグ®
〔https://products.coloplast.co.jp/coloplast/continence-care/conveen/conveen-contour/conveen-contour-leg-bag/conveen-contour-leg-bag-clamp-outlet-non-sterile-a3adddef/〕

MB Med Reha **No.296**：41–47, 2024

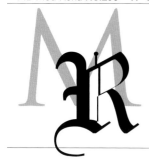

特集／知らなかったでは済まされない！
ドレーン・カテーテル・チューブ管理の基本と注意点

# ドレーン・カテーテル・チューブ留置患者における早期離床

山徳雅人*

**Abstract** 近年では術後合併症，集中治療後症候群(PICS)予防のため，ドレーン・カテーテル・チューブが留置されながら早期リハビリテーションを行うことが標準化されてきている．

ドレーン留置患者に対してリハビリテーション治療を行う際には，留置の目的，ドレーンの種類，留置部位を理解しておくことが必要であり，主治医・担当看護師と安静度や全身状態のほか，排液量や性状といったドレーンに関する詳細な情報共有をしたうえで，状況に応じたリハビリテーションプログラムを検討していく必要がある．

また，重症呼吸器感染症などの際に使用されるECMO管理中の離床については，その実施に伴う安全性や有効性が明らかでないのが現状であるが，当院では安全に離床を実施するための患者選定，多職種チームでの離床を行い，有害事象なく完遂することができたので，併せて報告する．

**Key words** 早期離床(early progressive mobilization)，ドレーン管理(drain management)，体外式膜型人工肺(extracorporeal membrane oxygenation；ECMO)，集中治療症候群(post intensive care syndrome；PICS)

## はじめに

令和4年度の診療報酬改定で，これまで特定集中治療室でないと算定できなかった早期離床・リハビリテーション加算が，ハイケアユニット(HCU)入院においても算定可能となった．これは複数のドレーン留置が必要な大手術後患者においても，長期の安静により筋力低下や筋萎縮，深部静脈血栓症の発症リスクの増加，機能的自立の低下が生じるため，早期からリハビリテーションの介入が必要であることが広く認められたと考えられる．

また，近年では「ICU在室中あるいは退室後，さらに退院後に生じる身体機能・認知機能・精神の障害であり，ICU患者の長期予後のみならず患者家族の精神にも影響を及ぼすもの」と概念づけられた集中治療後症候群(post intensive care syndrome；PICS)が提唱され[1]，この予防・改善に包括的アプローチであるABCDEFバンドルの実施が推奨されており，リハビリテーションもこの治療バンドルの中に位置づけられている[2]．ICU患者に対するリハビリテーションは，ICU入室に伴って発生する運動・認知機能障害などのPICSを予防・改善されることが目的であり，ICU患者の予後を左右する重要な役割の一端を担っていると考えられる．近年世界的に流行した重症COVID患者もICUでの管理が主体となり，当院では人工呼吸器，体外式膜型人工肺(extracorpo-

---

* Masato YAMATOKU，〒216-8511 神奈川県川崎市宮前区菅生2-16-1 聖マリアンナ医科大学リハビリテーション科，講師／同大学病院リハビリテーションセンター，副センター長

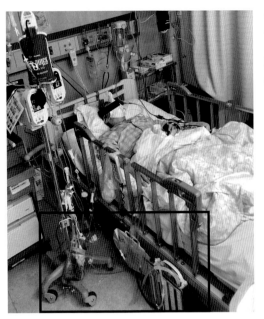

◀図 1.
ベッドサイドでのドレーン管理
ドレーンチューブだけでなく,
尿道留置カテーテル,末梢点滴
なども可能な限り同じ側に置
き,バッグは挿入位置よりも下
にする.

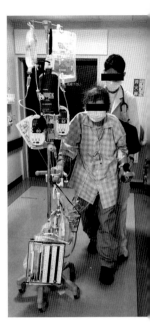

図 2. ▶
歩行訓練時のドレーン管理
末梢点滴,チェストドレーン,
腹腔ドレーンなどが引っかから
ないように点滴棒に1か所にま
とめ,不意にバランスを崩して
転倒やチューブ抜去につながら
ないように,理学療法士が後方
から支持している.

real membrane oxygenation;ECMO)を導入しな
がら,可能な限り早期から離床を進めた実績があ
る.今後重症COVIDに限らずECMOを導入した
患者の早期離床の一助になればと思い,本稿では
各種術後ドレーン留置中患者の早期リハビリテー
ション介入に際しての観察ポイントと注意点,
ECMO導入中患者のリハビリテーションの実施
に関する内容について解説する.

## ドレーン留置中患者の早期リハビリテーション

### 1.ドレーン管理全般に関する事項

脳外科・消化器外科・心臓外科・呼吸器外科な
ど,大手術の術後はドレーンを留置されている患
者が多い.ドレーン留置期間は数日から時に数週
間にわたることがあり,その間患者はドレーンを
留置したままリハビリテーションを受けることに
なる.

現在のところ,ドレナージ中の患者のリハビリ
テーションガイドラインは存在しないが,Yataco
らは全身状態・意識状態が安定している脳外科手
術後の患者を対象に,初回のリハビリテーション
の段階で歩行訓練や端座位訓練・立位訓練が特に
ドレーンの事故抜去や深刻な状態の悪化なく遂行
できたことを報告している[3].このことから,ド

レーンが留置されていることでリハビリテーショ
ンを制限することは適切ではなく,主治医・担当
看護師と安静度や全身状態のほか,ドレーンの目
的や種類,挿入部位,排液量や性状などのドレー
ンに関する詳細な情報共有をしたうえで,状況に
応じたリハビリテーションプログラムを検討して
いく.

体位変換,移乗時にはドレーンが屈曲したり,
引っかかったりしないように注意する.特に連結
される管の本数が多い場合,チューブが引っかか
るトラブルが起こりやすいので,どこにチューブ
が挿入されているかを十分把握したうえで,可能
な限りチューブを一方向にまとめるなどの工夫を
して介入する必要がある(図1).また,ドレーン
にテンションがかかると挿入部の疼痛が生じた
り,抜去につながるため,ドレーンバッグを持っ
て離床介助をする場合は患者との距離を一定に
保ったり,不意なふらつき,姿勢の変化に対応で
きるように訓練中は目を離さないようにする(図
2).

### 2.頭蓋内ドレーン留置中のリハビリテーショ
ン

脳外科領域に用いられるドレーンは表1に示す
ように,疾患ごと,目的ごとに挿入部位や種類が

**表 1**. 頭蓋内ドレーンの種類・目的・主な適応疾患

| | 種類（挿入部位） | 目的 | 主な適応疾患 |
|---|---|---|---|
| 開放式 | ① 脳槽ドレナージ | ・くも膜下腔内の血液排出による脳血管攣縮の予防<br>・頭蓋内圧のコントロール | くも膜下出血 |
| | ② 脳室ドレナージ | ・頭蓋内圧のコントロール<br>・脳室内血腫の排出 | くも膜下出血<br>脳室内血腫<br>急性水頭症 |
| | ③ スパイナル（腰椎）ドレナージ | ・脳脊髄液の排出<br>・頭蓋内圧亢進の予防と治療 | くも膜下出血<br>水頭症 |
| 閉鎖式 | ④ 硬膜外ドレナージ | ・血液や浸出液の排出 | 硬膜外血腫<br>開頭術後<br>外減圧術後 |
| | ⑤ 硬膜下ドレナージ | ・血液や浸出液の排出 | 慢性硬膜下血腫<br>硬膜下水腫 |
| | ⑥ 皮下ドレナージ | ・血液や浸出液の排出 | 頭蓋骨形成術後<br>内頚動脈内膜剥離術後 |

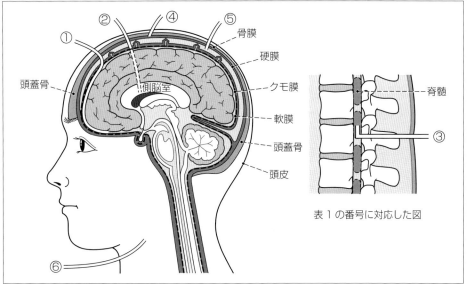

表 1 の番号に対応した図

（文献 4 より引用改変）

異なる[4]．特に開放式ドレーンでは，ドレナージ回路のクランプ開閉手順を誤るとオーバードレナージによる低髄圧症や急性硬膜下血腫，ドレナージ不良による頭蓋内圧亢進をきたすなど重大な事故につながるため，開閉操作を行う場合は病棟スタッフとダブルチェックを行うなど，十分注意しながら行っていく．実際の離床を進めるにあたり，1日何回クランプを開閉してよいか，1回のクランプの開閉時間はどの程度可能かなどについて，医師・看護師・セラピストでカンファレンスを行い情報共有することが必要である．併せて離床時にドレーンがしっかりと固定されているか，離床前後で vital sign，神経学的所見に変化がないかを確認しながら，患者の状態に合わせて可及的に離床を進めていく．

**3．胸腔内ドレーン留置中のリハビリテーション**

近年では術前・術後 ERAS（enhanced recovery after surgery；術後回復強化）プロトコールの実施，早期チューブドレーンの抜去などにより，術後肺合併症の減少や術後機能状態の改善が報告されている．現在，早期離床，呼吸練習，胸腔拡張

表 2. 腹腔内ドレーン留置位置と主な術式

| 挿入位置 | 留置部位 | 主な術式 |
|---|---|---|
| ① 右横隔膜下 | 肝右葉と横隔膜の間 | 肝切除 |
| ② 左横隔膜下 | 脾臓と横隔膜の間 | 胃切除<br>脾切除<br>膵切除 |
| ③ ウィンスロー孔 | 網嚢(大網と小網によって形成される腹部の空間で，胃肝の背側にある空間)の腹膜腔への交通部 | 肝切除<br>胃切除(胃全摘,幽門側切除)<br>胆嚢切除 |
| ④ モリソン窩 | 右腎と壁側腹膜で形成される凹部 | 胆嚢切除<br>結腸右半切除 |
| ⑤ 右傍結腸溝 | 右結腸外側 | 結腸右半切除<br>虫垂切除 |
| ⑥ 左傍結腸溝 | 左結腸外側 | 結腸左半切除<br>S状結腸切除 |
| ⑦ ダグラス窩 | 女性は直腸と子宮後面，男性は膀胱と結腸の間 | S状結腸切除 |

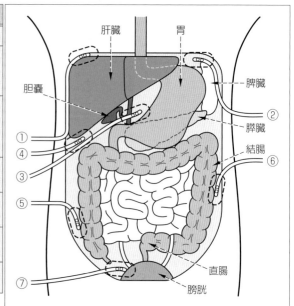

(文献 8 より一部改変)

練習，気道クリアランス法，筋力強化を含む ERAS が行われている施設が多く，全体の死亡率低下，ICU 在室日数・在院日数の短縮，医療費の削減につながったという報告がある[5]．また，ドレーン挿入部の疼痛による咳嗽力の低下が術後呼吸器合併症(postoperative pulmonary complication；PPCs)の発症要因となり得るため，十分な疼痛コントロールのもとリハビリテーション治療を実施していくことが重要となる．特に胸腔ドレーン留置は体動制限や疼痛の原因となるため，最小限の胸腔ドレーン留置期間と挿入本数が望まれる．2011 年に ESTS(the European Society of Thoracic Surgeons)，AATS(the American Association for Thoracic Surgery)，STS(the Society of Thoracic Surgeons)，および GTSC (the General Thoracic Surgical Club)合同の提案がなされ，胸腔ドレーンの挿入は 1 本が推奨されるようになった[6]．さらに，抜去時期については本邦ではエアリークがなく，排液量が24時間以内に 200 ml 未満の場合，胸腔ドレーンを抜去するのが一般的と言われている[7]．

#### 4．腹腔内ドレーン留置中のリハビリテーション

前述の頭蓋内ドレーンと同様に消化器外科手術においても，ドレーン留置部位は術式によっておおよそ決まっている(表2)[8]．具体的な訓練内容として，ベッドサイドでは主に四肢の関節可動域 (range of motion；ROM)訓練，呼吸リハビリテーションや，側臥位から腹臥位，仰臥位から側臥位への寝返り訓練，安静度の拡大許可が得られれば座位訓練，立位訓練を行っていく．

特に体位変換，寝返り訓練や座位訓練は，ドレナージを促進させ，術後の肺炎や腸管蠕動遅延の予防になり，早期離床につながることから可能な限り積極的に取り入れていくようにする[9]．

#### ECMO 管理におけるリハビリテーションの実際

ICU に入室するような超急性期～急性期の患者では，全身状態がまだ不安定で，深鎮静下での人工呼吸器管理や ECMO 導入期からリハビリテーションの介入が開始される．この時期は対象患者の自発的な運動が得られにくく，ROM 制限が出現・進行するリスクが高いため，ベッド上で行われる四肢のストレッチや ROM 訓練といった予防的な介入を看護師をはじめとする医療スタッフが協働して，休日も継続的に実施する必要がある．

全身状態の安定化が得られはじめ，自発覚醒トライアル(spontaneous awakening trial；SAT)が

表 3. 当院における ECMO 患者の離床開始基準

| | 開始基準 |
|---|---|
| 意識 | −2≦RASS≦1, GCS：E3-4VtM5-6 |
| 疼痛 | NRS or VAS≦3　BPS≦5 or CPOT≦2 |
| 呼吸 | RR<35 回／分　SpO$_2$>90%<br>SAT 実施後に吸気努力の増悪がない<br>＊呼吸パターンの悪化，呼吸補助筋の使用がない<br>＊⊿P$_L$(気道内圧—食道内圧)<10 cmH$_2$O<br>＊⊿Pes(呼気食道内圧—吸気食道内圧)<3〜8 cmH$_2$O |
| 循環 | 50 bpm≦HR≦120 bpm　平均血圧≧65 mmHg<br>新規の心筋虚血・重症不整脈がない<br>ショックから離脱し安定している<br>出血傾向がない(特に ECMO カニューレ刺入部や外科的創部からの出血がない) |
| その他 | ICP<20 mmHg<br>ECMO の動作不良がない(例：脱血不良や人工肺トラブル)<br>5 人以上のマンパワーが確保されている(医師・看護師・理学療法士・臨床工学技士で構成されたチーム)<br>患者・家族の同意がある |

- RASS(Richmond Agitation-Sedation Scale)
  人工呼吸管理を受けている患者の鎮静深度評価スケール．−5〜＋4 の中で値が小さいほど深い鎮静状態
- GCS(Glasgow Coma Scale)
  E-開眼(eye opening)4 段階，V-発語(best verbal response )5 段階，M-運動(best motor response )6 段階の合計点で覚醒度を評価．値が大きいほど覚醒度は良好．Vt(挿管または気管切開後)
- NRS(Numerical Rating Scale)
- VAS(Visual Analogue Scale)
  患者主観の疼痛評価．値が 0 に近いほど疼痛がない
- CPOT(critical-care pain observation tool)
- BPS(behavioral pain scale)
  客観的な疼痛評価．値が小さいほど疼痛がない
- RR(respiration rate)呼吸回数
- SpO$_2$(体内ヘモグロビンと結合した酸素量の割合)酸素飽和度
- HR(heart rate)心拍数
- ICP(intracranial pressure)頭蓋内圧

開始される時期に移行し，ある一定条件を満たした場合に離床が検討される．ICU 患者における離床は，その他の介入と比較して，より大きなマンパワーと時間を要するが，離床を中心とする覚醒下での介入は，ADL の向上やせん妄の改善といった効果が得られることから，PICS の予防・改善に重要とされており，ICU 患者において積極的に行われるべき介入方法の 1 つとして位置づけられている[10]．

しかしながら，ECMO 患者においては早期離床に伴う安全性や有効性が明らかでないのが現状で

ある．これは，ECMO 患者への離床中に ECMO カニューレに関連するトラブルが発生したとの報告があったことに加え，本邦における ECMO 管理の大部分がシングルルーメンカテーテル(SLC)を用いて内頚静脈・大腿静脈へ穿刺する方法であり，股関節の運動制限がなくなった ECMO 離脱後に座位や立位などの離床訓練が開始される傾向にあるためである[11)12)]．

これらの問題に対して，当院では安全に離床を実施するための対象患者の選定条件を整備し，表3 に示す一定の基準を満たした場合に多職種で構

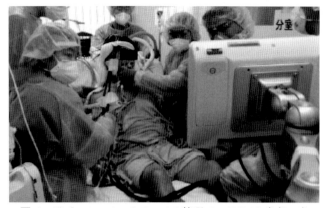

図 3. ダブルルーメンカテーテル管理での ECMO 患者の座
位トレーニング場面
担当 Dr, 看護師, PT, CE など多職種が立会い, 厳重な管
理のもと訓練を実施している.

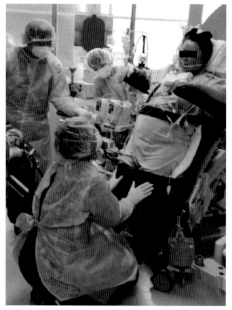

図 4. シングルルーメンカテーテル管理
での ECMO 患者の立位トレーニン
グ場面
多機能型車椅子(Sara® Combilizer)を用
いて, 股関節の屈曲動作を行うことな
く, 臥位から立位訓練を行っている.

成されたチームで ECMO 患者への離床を行うこ
ととした. そして, ダブルルーメンカテーテル
(DLC)で ECMO 管理をされている患者に対して
は, 他の ICU 患者と類似した方法での離床を(図
3), SLC で ECMO 管理をされている患者に対し
ては, 股関節の屈曲を伴わずに受動的立位の実施
が可能な多機能型車椅子(Sara® Combilizer)を活
用しての離床をそれぞれ実施し(図4), 介入に伴
うトラブルの有無を実施したチームで入念に確認
した. このような対処を行うことによって, 当院
では ECMO 患者に対する離床において有害事象
を発生させることなく完遂することができた. 人
材や機材の確保などの課題はあるが, ECMO 患者
の早期離床が少しでも進むことへの一助となれば
幸いである.

## まとめ

今回は術後早期のドレーン留置中患者における
ドレーン管理の一般事項と早期リハビリテーショ
ンを行う際の注意点, および重症 COVID 肺炎患
者などで近年ニーズが高まった ECMO 使用中患
者における離床の実際について解説した. ドレー
ン, カテーテル留置中患者では特に安全管理に配
慮しながら, 離床の機会を遅らせることなくリハ
ビリテーションを進めていくことが肝心と考える.

## 文 献

1) Needham DM, et al：Improving long-term out-
comes after discharge from intensive care unit：
report from a stakeholder's conference. *Crit
Care Med*, **40**：502-509, 2012.
2) Marra A, et al：The ABCDEF bundle in critical
care. *Crit Care Clin*, **33**：225-243, 2017.
3) Yataco RA, et al：Early progressive mobilization
of patients with external ventricular drains：
safety and feasibility. *Neurocrit Care*, **30**(2)：
414-420, 2018.
Summary 脳外科術後のドレーン留置下での早期
離床について, 安全性を明らかにした.

4) 櫻田　宏：急性期でつまずく場面を乗り切るコツとワザ　看護必要度が高い患者へのケア4ドレーン管理. *Brain Nurs*, **31**(3)：239-244, 2015.

5) Li S, et al：Enhanced recovery programs in lung cancer surgery：systematic review and meta-analysis of randomized controlled trials. *Cancer Manag Res*, **9**：657-670, 2017.

6) Brunelli A, et al：Conensus Definitions to promote an evidence-based approach to management of the pleural space. A collaborative proposal by ESTS, AATS, STS, and GTSC. *Eur J Cardiothorac Surg*, **40**：291-297, 2011.

7) Satoh Y：Management of chest drainage tubes after lung surgery. *Gen Thorac Cardiovasc Surg*, **64**：305-308, 2016.

8) 前田祐三ほか：新人さんもらくらくスキルアップ！術後ドレーン排液管理＆固定　まるごとレクチャー. 消化器ナーシング, **25**：42-52, 2020.

9) 安保雅博ほか：ドレーン留置とベッドサイドリハビリテーション　特集 重症患者のベッドサイドリハビリテーション. *J Clin Rehabil*, **12**：26-32, 2003.
　　Summary ドレーン留置患者におけるベッドサイドから離床までのリハビリテーションについて実用的に解説されている.

10) Schweickert WD, et al：Early physical and occupational therapy in mechanically ventilated, critically ill patients；a randomized controlled trial. *Lancet*, **373**：1874-1882, 2009.

11) Ferreria DDC, et al：Safety and potential benefits of physical therapy in adult patients on extracorporeal membrane oxygenation support：a systematic review. *Rev Bras Ter Intensiva*, **31**：227-239, 2019.

12) 高橋哲也ほか：集中治療室における早期リハビリテーション　根拠に基づくエキスパートコンセンサス. 日集中医誌, **24**：255-303, 2017.
　　Summary 集中治療領域における早期リハビリテーションを行うにあたり, 指針となる必読書である.

第3回

# 日本フットケア・足病医学会
## 関東・甲信越地方会

## SWGs

### SUSTAINABLE WALKABLE GOALS

1 足育で大切な足を守り育てる

2 靴と靴下、正しく履いて足病を予防する

3 足を視て、きれいに洗って保とう美足

4 足に優しい住環境の提案

5 適切な運動習慣で歩く力を維持する

6 足病の予防と治療を可能にする関係をつくりあげる

7 Wound hygieneでより良い創傷管理

8 医療と企業の協働で足の治療環境を整える

**2024年 4/28 (日)**

会場 **ソニックシティ**
〒330-8669 埼玉県さいたま市大宮区桜木町1丁目7-

会長 **高山かおる**
（済生会川口総合病院皮膚科）

副会長 **松岡 美木**
（埼玉医科大学病院 褥瘡対策管理室）

**寺部 雄太**
（春日部中央総合病院 下肢救済センター）

一般演題募集期間：**2023年12月13日（水）〜2024年1月24日（水）**
詳細は学会ホームページ http://jfcpmkanto3.umin.jp をご確認ください

事務局 済生会川口総合病院皮膚科
事務局長 全日本病院出版会　鈴木由子
〒113-0033　東京都文京区本郷 3-16-4

運営事務局 **株式会社コンベンションフィールド**
〒101-0043　東京都千代田区神田富山町21 神田FKビル6階
TEL：03-6381-1957　FAX：03-6381-1958
E-mail：jfcpmkanto3@conf.co.jp

MB Med Reha **No.296** : 49-55, 2024

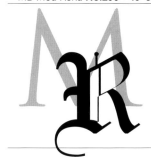

特集／知らなかったでは済まされない！
ドレーン・カテーテル・チューブ管理の基本と注意点

# 回復期リハビリテーション病棟における
# カテーテル・チューブ抜去の取り組み

中西健太*

Abstract　　回復期病棟における ① 気管カニューレ，② 経鼻胃管，③ 膀胱留置カテーテルの抜去に関して当院の取り組みを交えながら概説する．① 気管カニューレは嚥下機能やQOL などに悪影響を及ぼし，リハビリテーションの阻害因子となり得るが国内の抜去率は低い．普遍的な抜去プロトコルは確立されておらず，先行研究をもとに作成した当院のものを紹介するとともに，抜去に際しての注意点を解説する．② 経鼻胃管の長期留置は嚥下機能低下や肺炎発症率上昇などをきたすが，それらの問題点を解消する間欠的経管栄養法について紹介する．経鼻胃管留置群と比較した過去の報告や実践にあたっての当院の勤務管理上の工夫を述べる．③ 適宜間欠導尿を利用しながら膀胱留置カテーテルを抜去する手順を紹介する．頻回の導尿に伴う疼痛などを緩和するために当院で導入している，親水性コーティング付きカテーテルについても説明する．

Key words　　回復期リハビリテーション病棟(convalescent rehabilitation ward)，気管カニューレ抜去(tracheostomy decannulation)，間欠的経管栄養法(intermittent tube feeding；ITF)，間欠導尿(intermittent catheterization)，親水性コーティング付きカテーテル(hydrophilic-coated catheter)

## 背　景

　日本における回復期リハビリテーション病棟制度は介護保険制度施行とともに2000年に発足し，以来急性期を脱した脳血管疾患や運動器疾患などの患者が生活期へ移行するために重要な役割を果たしてきた．その役割の中で中核をなすのはリハビリテーション治療による機能回復であるが，急性期から生活期に移行する，いわば橋渡しの時期に患者を受け容れる病棟でもあるため，急性期で実施されていた医学的管理を引き継ぎ，継続あるいは変更や終了の決定をすることも回復期リハビリテーション病棟の大切な役割であると言える．とりわけ2022年の診療報酬改定以後は，回復期リハビリテーション病棟入院料の施設基準の内，新

規入院患者における重症患者の割合が，入院料1・2を算定するには4割以上必要，入院料3・4で3割以上必要と増加し，今後は回復期病棟全体がより早期に医学的管理が多い状態で患者を受け容れることになると予想される．そうなると当然カテーテル類が抜去される前の患者が増加するため，我々回復期病棟が適切に抜去の可否についてアセスメントし，可能であれば抜去して生活期に適切な状態で送り出すという役割の重要性も一層増してくる．

　当院では2002年の開院当初から積極的にカテーテル類が留置された患者も受け容れ，回復期病棟入院中に抜去を試み，なるべく医学的管理の必要性が低い状態で生活期へと移行させる取り組みに力を入れてきた．本稿ではカテーテル類の中

* Kenta NAKANISHI，〒 151-0071　東京都渋谷区本町 3-53-3　初台リハビリテーション病院，医師

でも特に多く経験される，気管カニューレ／経鼻胃管／膀胱留置カテーテルに関して，その抜去の方法を当院の取り組みも交えながら紹介したい．

## 気管カニューレの抜去

気管切開術は，脳血管疾患，頭部外傷，頸髄損傷，神経・筋疾患などの急性期医療の場面において，救命や長期の人工呼吸器管理などの際に必要な手技であり，気管カニューレが挿入された状態で回復期病棟へ入院するケースも稀ではない[1]．回復期リハビリテーション病棟協会による実態調査によると回復期病棟入棟時に全患者の約1％で気管カニューレが挿入されていた[2]．

気管カニューレ留置によるデメリットの1つとして嚥下機能への悪影響が挙げられる[3]．具体的には，喉頭挙上の制限，カフによる頸部食道の圧迫，気道感覚閾値の上昇，声門下圧維持不能，喉頭閉鎖における反射閾値上昇などが知られており，可能であれば抜去することが望ましい．また，カニューレの抜去により，長期留置による呼吸器感染症などの合併症リスクの低減，QOLの改善，ケアの手間の軽減など，多くのメリットを享受することができる．

気管カニューレ抜去に関する先行研究として，イタリアの文献では日本の回復期病棟と類似したintensive rehabilitation unit に入棟した患者の内54.1％（入棟から抜去までの中央値：43日）が気管カニューレ抜去に至ったとする報告があり，中国の文献ではリハビリテーション病院にて61％の患者の気管カニューレ抜去を達成した（入棟から抜去までの中央値：42.7日）と報告されている[4][5]．当院からの報告にはなるが，国内においては大熊らが回復期病棟入棟患者のうち，59％（入棟から抜去までの中央値：35日）の抜去率を報告している[6]．一方，全国の回復期病棟入院中の抜去率は27％（2014〜2015年）と先行研究に比べて低く，本来ならば抜去可能であった症例も留置のまま退院を迎えている可能性がある[2]．

日本集中治療教育研究会が集中治療に携わる集中治療医や救急医など62名に行った2019年のアンケート調査では，カニューレ変更や抜去などの管理方針に関する施設内の基準やフローチャートの有無について，約95％が「存在しない」という回答であった[7]．またKutsukutsaらによる気管カニューレ抜去の方法や抜去可否の判断手順に関するシステマティックレビューでは，現時点でまだエビデンスの蓄積が不十分であり，普遍的に受け入れられるプロトコルは存在しないと結論付けられている[8]．以上を踏まえると，現状確立された抜去プロトコルは存在せず，多くのケースでは個々人の医師に判断が委ねられている．そして，それにより抜去率が低下しているとも推察される．

O'Connorらは気管カニューレ抜去に必要な条件について，前提として，① 人工呼吸器に依存していないこと，② カニューレ閉鎖に耐えられることを挙げ，そのうえで ③ 覚醒が十分であること，④ 有効な咳嗽が可能であること，⑤ 気道分泌物が多くないことを確認のうえでカニューレを抜去するとしている[9]．また鈴木らは徐々に気道への負担の少ないカニューレに変更しながら前述の①〜⑤ の要素を都度確認するような，段階的なプロトコルを提唱している[10]．当院ではこれらを含めた種々の報告をもとに独自の気管カニューレ抜去プロトコルを作成し，2017年から運用している（**表1**）．

実際の大まかな流れは，まず入院後なるべく早期に**表1**-① の嚥下内視鏡やCT検査などの各種検査，ならびに身体所見などの総合判断を実施し，スピーチカニューレへの変更を行い，そのうえで**表1**-② の各ステップを段階的に踏みながら，カフを脱気した状態で過ごせる時間を漸増，終日可能となればSTEP5でカニューレ孔の閉鎖を試み，その状態でも呼吸状態が問題なければカニューレを抜去する．このように基本的には**表1**のプロトコルを参考に進めていくが，3つ注釈を加えたい．1つ目は上気道狭窄・閉塞に関してだが，その主な原因は気管内肉芽，声帯の正中固定，舌根沈下などが挙げられる．その中で臨床的によ

**表 1.**

① スピーチカニューレへの交換
下記の条件を満たせば，早期にスピーチカニューレに交換（最短で入院翌日）

| スピーチカニューレ交換の必要条件 | 必要な検査・処置 |
|---|---|
| 上気道の閉塞のないこと<br>（気管内肉芽，声帯閉鎖，舌根沈下） | 頚部 CT（気管内肉芽） |
| | 気管内視鏡（入院 1 週間以内に実施） |
| 肺炎，胸水のないこと | 胸部 CT，胸部 X-p |
| SpO₂≧92%（覚醒時，room air） | パルスオキシメーター |
| 栄養状態 | 体重減少率，エネルギー充足率，Alb，褥瘡 |
| 口腔～咽頭　衛生 | 視認 |

Dr，ST，Ns，CN（管理栄養士）など，多職種で情報共有

スピーチカニューレ選定

| サイドチューブ・喀痰吸引の頻度 | カニューレ種類 | 変更後の対応 |
|---|---|---|
| 頻回 | 複管・カフあり | STEP 1 |
| 食後，経管栄養時以下 | 単管・カフなし | STEP 4 |

② スピーチカニューレ交換後から抜去までの流れ

| | STEP 1 | STEP 2 | STEP 3 | STEP 4 | STEP 5 |
|---|---|---|---|---|---|
| スピーチバルブ | 装着 | 装着 | 装着 | 装着 | 閉鎖 |
| カフの有無 | なし | なし | なし | なし | なし |
| 観察時間 | ST 訓練時 or<br>摂食機能療法時 | 半日 | 日勤帯 | 終日 | 終日 |

- **スピーチバルブ装着，カフなし**の状態での呼吸状態などを観察．STEP 1〜5 まで順次 UP
  （各 STEP は **3 日程度**の評価期間を標準とし，状態により skip，期間短縮も可能）
- STEP UP の過程で有効な咳嗽反射（下記 a〜c のいずれかを満たす）があることを確認
  a：フローボリュームカーブのピークフロー＞2.67 L/sec
  b：咳テストで有効な咳が可能
  c：カニューレ孔から痰が噴き出る
- STEP 5 終了後，カニューレ抜去

く遭遇するものは肉芽の増生であり，その好発部位は気管孔，気管孔内側上方，カフの接触部位，カニューレ先端とされている．上気道や気管カニューレの内腔が狭窄・閉塞する程肉芽が発達した状態で強引にカニューレの抜去・交換を実施すると非常に危険なので，耳鼻科にコンサルトしたうえで肉芽を除去する必要がある．2 つ目に STEP 5 を経て最終的に気管カニューレを抜去した後の処置だが，抜去後に呼気が気管切開孔から漏出すると有効な咳嗽が困難になる．また呼気や喀痰による孔に対する持続的な刺激により孔の閉鎖遅延にもつながるため，ドレッシング材でしっかりと孔を密閉することが重要である．なお，気管切開孔が数週間経過後も自然閉鎖しない場合，外科的治療も検討する．最後に，気管カニューレを抜去するには，栄養管理，口腔ケア，呼吸リハビリテーション，ポジショニングや離床などをチームで十分に実施することは言うまでもなく大事な要素である．

このプロトコルができたことにより，2017 年以降の気管カニューレ抜去率は導入前 2 年間の平均 64%に対して，導入後は 74%に増加，入院から抜去までの日数も 68 日から 30.8 日への短縮が見られた[11]．これは，症例によらず一定の基準で automatic に評価がされることにより，そもそもの抜去に向けた評価の開始時期が早まり，かつ，テン

ポ良く段階的に抜去を進められたからであろう.
一方で前述のシステマティックレビューでは，気管カニューレ抜去にあたっては"プロトコル的"というよりもむしろ"アルゴリズム的"な対応が良いとされており，当院においてもさらなるデータの蓄積が望まれるとともに，より良い抜去指針への改変も検討していきたい[8].

## 経鼻胃管の抜去

回復期病棟において入棟時に経鼻胃管が留置されている患者は約6〜8%であり，退院時における抜去率は34.5%とされている[2]．経鼻胃管を抜去し3食経口摂取を達成するには嚥下障害の適切な評価と訓練が必須である．

経鼻胃管の留置は嚥下障害患者において必要な医療処置ではあるが，嚥下機能への悪影響も示唆されている．咽頭期では反射閾値の上昇による咽頭知覚の低下，喉頭蓋の反転阻害など物理的な要因による咽頭運動の低下，下咽頭残留の増加，チューブ外壁の汚染などによる咽頭衛生状態の悪化が起こり得る．また食道期では下部食道括約筋の閉鎖が阻害されることにより胃食道逆流が起こりやすくなる[12]．このような経鼻胃管に伴う問題を回避する経腸栄養法として胃瘻や間欠的経管栄養法(intermittent tube feeding；ITF)が知られている．当院では開院以来ITFを積極的に施行しており，その取り組みを紹介したい．

ITFは「食事ごとに経鼻胃管チューブを抜き差しして経管栄養を行う栄養投与法」であり，経鼻胃管チューブ長期留置による咽頭知覚の低下や咽頭運動の低下などの先に述べた課題が解消される．また実施に際してはチューブを飲み込むことによる間接嚥下訓練の効果や，栄養剤注入時以外のチューブ留置による肉体的・精神的苦痛の減少などの効果も報告されている[13]．菅原らは脳卒中発症後回復期病棟入棟時に経管栄養であった512名を経鼻胃管留置群とITF群に分け，その後3食経口摂取達成に至った割合を調査したところ，経鼻胃管留置群とITF群でそれぞれ53%と71%で

あり，ITF群では18%も多く3食経口摂取に至ったと報告している[14]．また経鼻胃管チューブ留置群に比してITF群で有意に嚥下機能が改善する，あるいは肺炎発症率が低下するとの報告もある[15)16]．

当院では原則として入院当日に経鼻胃管を抜去し，ITFに切り替えるという取り組みを実践している．入棟時，経管栄養を利用していた患者のうち退院時に3食経口摂取を達成する割合はおよそ55〜65%程度と，全国平均の30%台と比べて高値となっている[11]．私見として適切な評価や訓練の成果だけではなく，ITFが寄与するところも大きいと感じている．

しかしながらITFの問題点として経鼻胃管留置に比して看護師の手間が多い，医療者側が手技に慣れていない点などが挙げられ，十分なマンパワーと教育が必要である．参考までにマンパワーに関して当院の勤務管理上での工夫を紹介したい．当院では朝7時〜8時半と夕17時半〜21時半，食事だけに限らず移乗・移動・更衣などADLが盛んに行われる時間帯に，早出・遅出を含めた総人数が日勤帯とほぼ同じ人数になるように人員配置をしている．加えてその中にPT，OTを必ず1名ずつ配置し，訓練も兼ねて移乗・移動などのADL介助をする環境作りを行っている．そのおかげで間接的に看護師の業務負担が軽減され，手間と時間がかかるITFの全例実施が可能となる．あまつさえ，このシフトの工夫は看護師や介護士に複雑な設定や介助下での直接嚥下訓練を可能にし，そのことも経口摂取達成率の向上の一助となっていると考える．

## 膀胱留置カテーテルの抜去

経鼻胃管同様，回復期病棟へ入棟する際に，膀胱カテーテルが留置されたままであることは臨床のうえで多く経験する．回復期入棟時に8〜9%程度の患者で膀胱留置カテーテルが挿入されていることが報告されており，入院中の抜去率は49〜51%程度と推計されている[2]．

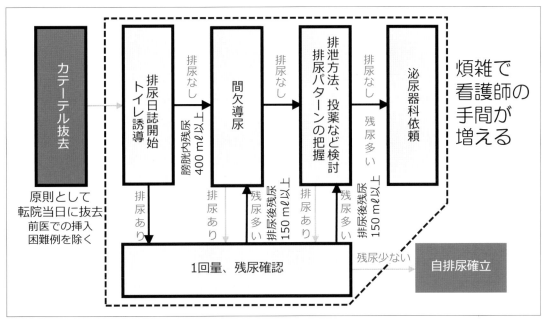

**図 1.** 抜去から排尿確立までの流れ（当院）

膀胱カテーテルの長期留置は，症候性尿路感染，尿路結石などの発症率を上昇させ疼痛や尿道損傷のリスクとなる[17]．特に活動量の増加する回復期病棟においては移乗や更衣などの ADL 訓練の阻害にもなり得る．これら留置に伴うデメリットを鑑みると，可能な限り膀胱留置カテーテルを抜去することが肝要である．それには排尿障害に対する適切な評価に基づく病態理解・リスクアセスメントが必要となる．評価には問診・質問票などによる評価と検査による評価がある．前者には，排尿日誌（排尿時刻と排尿量を記録することで 1 回排尿量，1 日排尿量，排尿回数，夜間尿量，尿失禁の有無などを知ることが可能となる）や国際前立腺症状スコア（International Prostate Symptom Score），過活動膀胱症状スコア（Overactive Bladder Symptom Score）などがあり，後者には排尿／排便に関わる反射などの身体所見，尿検査，残尿測定，超音波検査，尿流動態検査（Urodynamic Study）がある[18]．そしてこれらの諸評価を踏まえて排尿障害の病態が蓄尿障害なのか尿排出障害なのか，更にその原因は何なのかを評価し，膀胱留置カテーテルの抜去が可能か否かを考える必要がある．

当院では原則として入院当日に膀胱留置カテーテルを抜去し，適宜間欠導尿を行いながらプロトコルに基づいた評価を実施したうえで，排尿管理を行っている（**図 1**）．プロトコルは排尿日誌と残尿測定による評価を主として作成しているが，適宜尿流動態検査などの諸評価も追加し，難渋症例は泌尿器科へのコンサルトも実施している．具体的には，まず入院当日にカテーテルを抜去し，同日から排尿日誌を開始する．それとともに可能な限りトイレ誘導を行い，そのうえで 1 回排尿量や残尿を都度確認する（残尿量の測定は膀胱超音波検査，場合により導尿を用いている）．この時点で適切な蓄尿と排尿が見られ，排尿後の残尿が少なければ自排尿確立とする．排尿直後の残尿が 150 ml 以上ある，あるいは膀胱内に 400 ml 以上蓄尿されているにも拘わらず排尿できない場合においては間欠導尿を開始する．また排尿パターンを把握しトイレ誘導の方法，時間などを調整する．そのうえで再度残尿量や失禁／失敗の頻度を評価し，自排尿の確立を目指していく．

入院当日の抜去に対して不安を抱く方もいるだろうが，当院のデータでは実に約 60％の患者が入院当日から自排尿を確立していることから，回復

期においては不必要に膀胱カテーテルの留置が続けられている可能性を頭に入れておく必要がある．また，2015年〜2021年の間に入院時膀胱カテーテルを留置した状態で入院した患者の内，退院時までに抜去に至った患者は平均75.6%であり，前述した国内の抜去率より高値を示している[11].

当院において入院当日の膀胱留置カテーテル抜去とプロトコルに基づく丁寧な評価は間欠導尿により可能となっているが，同様の対応を行う病院は少ない．他院での導入を妨げる事情として，1人あたり数回／日の導尿を実施することによるマンパワーの不足や毎回のカテーテル挿入に伴う疼痛，尿道損傷のリスクが挙げられる．当院での人手不足への対策として，看護師に加えてケアワーカーが膀胱超音波検査を分担して実施することにより残尿量の測定に要する手間を減らしている．また間欠導尿の回数を少なくし，夜間の睡眠を確保する目的でナイトバルーンを併用するなどの工夫をしている．

疼痛や尿道損傷のリスクについては親水性コーティング付きカテーテルを導入し対策を講じている．脊髄損傷における下部尿路機能障害の診療ガイドラインでも述べられているように非親水性の従来のカテーテルと比較して，尿路感染症のリスク低下，血尿のリスク低下，QOLの向上，費用対効果の改善が報告されている[17]. また疼痛に関しても，健常男性に対して実施した親水性コーティング付きカテーテルと非親水性の従来のカテーテルを比較した研究では，尿道との摩擦力が前者で有意に小さく，カテーテル挿入時に疼みを感じた人の割合は35%対75%と大きな差を示しており，間欠導尿の短所である毎回の導尿時の疼痛に対して大きな改善が得られた[19]. また他院の報告では，親水性コーティング付きカテーテルを導入したことにより，準備や片付けの手間が減少し，間欠導尿への看護師の負担感がかなり軽減された結果，膀胱カテーテルの再留置までの判断時間が延長し，十分な時間をかけて間欠導尿で排尿動態を

観察することが可能になったとある[20].

そもそも不要な膀胱カテーテル留置が半数もあるということを認識したうえで，人員配置の工夫や親水性コーティング付きカテーテルの導入などにより可及的速やかに膀胱留置カテーテルを抜去し，間欠導尿を実施しながら評価・治療を行うことを推奨したい．

## 結　語

ここまで回復期リハビリテーション病棟におけるカテーテル・チューブ抜去の取り組みと題して，当院の気管カニューレ，経鼻胃管，膀胱留置カテーテルの抜去に関する実情と工夫を紹介してきた．生活期に移行する一歩手前の医療を担っている我々の，カテーテル類留置の要否に関する判断は，その患者の今後，下手をすると一生のQOLを左右する極めて重要なものである．患者にとって最良の決定をするために本稿が役立てば幸いである．

## 文　献

1) 北野博也：気管切開術．日気管食道会報，58（5）：433-439，2007.
2) 一般社団法人回復期リハビリテーション病棟協会による実態調査（2014年〜2022年）
3) 一般社団法人日本耳鼻咽喉科学会編，嚥下障害診療ガイドライン2018年版，金原出版，2018.
4) Hakiki B, et al：Decannulation after a severe acquired brain injury. *Arch Phys Med Rehabil*, **101**（11）：1906-1913, 2020.
5) Zhou Z, et al：Tracheostomy decannulation protocol in patients with prolonged tracheostomy referred to a rehabilitation hospital：a prospective cohort study. *J Intensive Care*, **10**（1）：34, 2022.
6) 大熊るりほか：回復期リハビリテーション病棟における気管切開患者の転帰. *Jpn J Rehabil Med*, **47**：47-53, 2010.
7) 特定非営利活動法人日本集中治療教育研究会：簡単アンケート第72弾：ICU入室中に気管切開術を施行された人工呼吸器使用患者における気管切開から気管カニューレ抜去までの管理（2019年

4月実施)

8) Kutsukutsa J, et al：Tracheostomy decannulation methods and procedures for assessing readiness for decannulation in adults：a systematic scoping review. *Int J Evid Based Healthc*, **17**(2)：74-91, 2019.

9) O'Connor HH, et al：Tracheostomy decannulation. *Respir Care*, **55**(8)：1076-1081, 2010.
Summary 気管カニューレ抜去の手順だけでなく，抜去後の評価や偶発的なカニューレ脱落への対処などもまとめられている．

10) 鈴木康司ほか：気管切開患者の嚥下リハビリテーション．*J Clin Rehabil*, **12**(9)：785-790, 2003.

11) 医療法人社団輝生会初台リハビリテーション病院　クリニカルインディケーター．
〔https://www.hatsudai-reha.or.jp/visitation/indicator.html〕

12) 浅田美江：経管栄養チューブ挿入に伴う嚥下の問題．ナーシング・トゥデイ，**25**(4)：129-133, 2010.

13) 尾関保則ほか：高齢摂食・嚥下障害患者の静脈・経管栄養．日本臨牀，**68**(増刊号3)：601-604, 2010.

14) 菅原英和ほか：経管栄養の方法が脳卒中嚥下障害患者の経口摂取確立に及ぼす影響：間欠的経管栄養法と経鼻胃経管栄養法の比較．*Jpn J Compr Rehabil Sci*, **6**：1-5, 2015.

15) 木佐俊郎ほか：脳卒中患者の摂食嚥下障害に対する間欠的口腔カテーテル栄養法(IOC)．リハ医，**34**：113-120, 1997.

16) Juan W, et al：A comparative study of two tube feeding methods in patients with dysphagia after stroke：a randomized controlled trial. *J Stroke Cerebrovasc Dis*, **29**(3)：104602, 2020.
Summary 間欠的経管栄養法(その中でもOE法に限定)と経鼻胃管留置の2群間で肺炎発症率などを比較したRCT．

17) 日本排尿機能学会／日本脊髄障害医学会／日本泌尿器科学会　脊髄損傷における下部尿路機能障害の診療ガイドライン作成委員会編，脊髄損傷における下部尿路機能障害の診療ガイドライン[2019年版]，中外医学社，2019.

18) 乃美昌司ほか：排尿・排便の病態生理と評価．*Jpn J Rehabil Med*, **60**：654-664, 2023.

19) Stensballe J, et al：Hydrophilic-coated catheters for intermittent catheterisation reduce urethral micro trauma：a prospective, randomised, participant-blinded, crossover study of three different types of catheters. *Eur Urol*, **48**(6)：978-983, 2005.

20) 鈴木千佳代：親水性コーティングカテーテルによる清潔間欠導尿の導入による看護師の意識変化．聖隷浜松病医誌，**21**(2)，2021.

MB Med Reha **No.296**：**56-63**, 2024

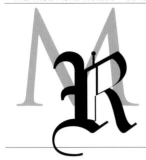

特集／知らなかったでは済まされない！
ドレーン・カテーテル・チューブ管理の基本と注意点

# 生活期リハビリテーションにおける
# カテーテル・チューブ管理の注意点

鮫島光博*

Abstract 本稿では，在宅療養中の患者が使用するカテーテルやチューブに関して，事故を予防し，安全に管理することについて，生活期リハビリテーションの観点から解説する．生活期リハビリテーションでは，病院とは異なる自宅や地域の環境に対応し，患者や家族のニーズに応える必要がある．また，様々な種類のカテーテルやチューブを使用しながら療養をする患者が増えており，それらに関する知識や支援技術を身につけることも重要である．点滴，在宅酸素療法，人工呼吸器，胃ろう，尿道留置カテーテルなどの代表的なカテーテルやチューブについて，その使用目的や管理上の注意点などを紹介する．

Key words 生活期リハビリテーション(community based rehabilitation)，訪問リハビリテーション(home-visit rehabilitation)，在宅医療(home medical care)，カテーテル管理(catheter management)，医療安全(patient safety)

## はじめに

世界に類を見ない超高齢社会に加え，治療技術の進歩，医療機器の小型高性能化，国民の価値観の変化などにより，様々な形で在宅療養を行うケースが増えている．実際に在宅医療を取り巻く状況を見ると，死亡数は2040年まで増加が見込まれ，今後の日本は高齢多死社会を迎える．一方，2022年度の「人生の最終段階における医療・ケアに関する意識調査」によると，国民の約6割は，最期を迎えたい場所やそれまでの医療・ケアを受けたい場所を自宅と考えている[1]．

また高齢者医療の特徴として，複数の疾患の治療を行っていることが多く，治療のために，または低下した機能の代償的方法として，カテーテルやチューブなどの医療処置を残したまま生活に戻ることが少なくない．2012年に厚生労働省が発表した「在宅医療・介護あんしん2012」によると，医療と介護の両方を必要とする高齢者が，住み慣れ

た地域で自分らしい暮らしを続けることができるように，地域における医療・介護の関係機関が連携して，包括的かつ継続的な在宅医療・介護を一体的に提供できるようにするもの，とされている[2]．カテーテル，チューブに関する事故は，転倒や窒息と並んで頻度が高く，また重大な事故につながることもある．種々の情報や健康に関する教育，医療者と介護者のコミュニケーションの不十分さが，これらの事故や介護負担につながっているとされている[3]．

本稿では，生活期で遭遇する機会の多いカテーテルやチューブについて説明し，生活期リハビリテーションを行ううえでの管理上の注意点などについて，解説をする．

## カテーテル管理の注意点

「リハビリテーション医療における安全管理・推進のためのガイドライン」[4]では，チューブを使用している患者に対する安全対策が強く推奨され

* Mitsuhiro SAMEJIMA，〒150-0031 東京都渋谷区桜丘町25-18 NT渋谷ビル2F　医療法人社団ゆみの ゆみのハートクリニック渋谷，院長

ている．チューブに関連した事故は医療事故全体の中でも上位に位置する．日本医療機能評価機構の事例検索で，「リハビリテーション」，「在宅」のいずれかをキーワードとして含むドレーン・チューブ事例を検索すると，2010年から2023年までの間に約80例の報告があった．

チューブに関連した転倒事故や，事故抜去，接続の外れなどがあったり，事故ではなくても，カテーテルの感染徴候に気づいたり，不正な出血を発見することもあるかも知れない．

生活期リハビリテーションでは，ケアの中心は家族をはじめ，医療専門職ではないことが多く，患者は様々なバリアのある環境で生活しているという点が，病院医療と最も異なる点である．うっかり何かに引っ掛けたり，挟み込んだり，転倒してしまったり，ということを想定しながら，環境調整や動作訓練，介護指導を行う必要があり，患者自身の病前習慣や，1日の過ごし方，人生の物語，介助者の体力や技量などについて，想像し，確認をしながら介入をする必要がある．以下，それらの詳細について，整理をしていく．

## 生活期リハビリテーションの特徴

はじめに，生活期リハビリテーションの特徴について，解説する．

生活期リハビリテーションに関わる専門職は，患者の実生活場面に訪問し，対象者に対し心身機能の改善，生活環境との関係調整，生活の活性化と社会参加の促進を行う．単に「機能訓練を施す」といった一義的なものではなく，医師の指示のもとに生活機能向上に反映する方法を模索し，適切な方法を立案，そして直接的なADL訓練や間接的な環境調整，介護指導などに対応をすることが求められる[5]．

常に生活を見る視点を持ち，職種間の垣根を取り除き，関係する多事業所の多職種が対等な立場でサービスを提供できるようにマネジメントすることを意識する必要がある．多くの患者にとって，疾病や障害は完全に克服できるものではな

く，生涯を通じて付き合っていく必要がある．また特に高齢者においては複数の疾患を抱えている場合が多く，更にそれらは緩徐にまたは急速に増悪し，やがて終末期を迎える．その経過で，当然治療のために使われるチューブ，ドレーン，カテーテルといった医療器具に遭遇する機会も多い．

### 1．3つのLIFE

急性期医療では，言うまでもなくLIFE（生命）を救うことが優先される．急性期リハビリテーションでは，治療の補助手段として呼吸循環動態を安定させ，早期離床により廃用症候群を予防し，肺炎や褥瘡，関節拘縮といった2次障害を防ぐことが重要である．

全身状態がある程度安定すると，回復期リハビリテーションが提供される．回復期は最も機能回復が期待できるステージであり，機能，能力の詳細な評価と予後予測に基づき機能回復を促通し，ADLを向上させ，LIFE（生活）を再建することが必要となる．

生活期は，自宅または施設へ退院してから後の人生すべてを指す．麻痺や嚥下障害などの機能障害が残存し，病前とまったく同じ生活に戻ることが困難な場合であっても，病前同様に家庭内での役割を獲得し，地域社会の中で暮らしていくことができるように，患者個人のLIFE（人生）に寄り添いながらの支援が必要となる．

また，急性発症した疾患の治療を行い，回復期を経て自宅退院となるケースだけではなく，急性発症した疾患が回復することなく，そのまま人生の終焉を迎えるケースもある．Lynnらは，人生の終末期の経過を3つのパターンに分けて説明をしている（**図1**）．いずれの場合でも，複数の併存疾患を抱える高齢者の中には，自宅でも何らかの医療行為を継続して行いながら療養をするケースが増えており，生活の支援をする立場として，疾患の特徴を理解し，変化していく病状，機能を予測しながら，今回のテーマであるカテーテル，チューブ管理についての知識を確認しておく必要がある．

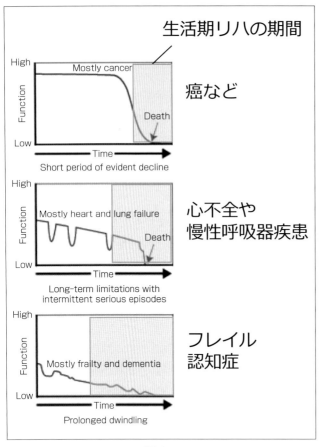

生活期リハの期間

癌など

心不全や
慢性呼吸器疾患

フレイル
認知症

図 1.

(Lynn J, et al：Redefining and Reforming Health Care for the Last Years of Life, University of California Press, 2004. より引用，一部改変)

### 2．環境について

　入院中には何かあれば常に医師の診察を受けることができ，またケアの大部分は看護師が行う．病棟内は段差のないバリアフリー構造で，トイレや浴室には十分なスペースと手すりなどが設置されている．一方，退院した自宅には段差や階段があり，床にはカーペットやコード類があったり，患者は高く積まれたダンボール箱を伝いながらトイレへ行ったりする．その環境の主は患者であり，長年かけて習慣化された動き方や，個人のこだわりが随所に見られ，綺麗に整理整頓をして介護用ベッドを入れれば解決，というわけにはいかない．

　また，リハビリテーションが提供されるのは1週間のうち1〜2日，1回1時間以下と短い場合が多く，ヘルパーや訪問看護師に関しても同様である．つまり，リハビリテーションやケアが提供されている時間よりも圧倒的に長い時間，患者は1人または，家族と過ごしている．そのような中で事故を未然に防ぎ患者，家族の安全を守るということは，生活期リハビリテーションの重要な役割と言える．

　疾病の治療方針や，生き方・暮らし方の選択は1つではなく，その決定には患者本人，家族の価値観や尊厳の保持といった視点も欠かすことができない．それらを踏まえながら患者家族の意思決定支援を行い，患者を中心としたチームの構成員みんなが理解できる言語を用いながら，細かな注意点を確認，共有していく必要がある．

### 生活期で遭遇する頻度の高い
### カテーテル，チューブの種類

#### 1．点　滴

　一般的な医療行為だが，使用目的と投与方法は末梢静脈輸液，中心静脈輸液，末梢挿入型中心静脈輸液（PICC），皮下輸液など，多岐にわたる（図2，3）．24時間持続点滴を行う場合もあれば，数時間のみ行い，点滴ルートを留置しておいたり，強心剤や医療用オピオイドなどは多くの場合，輸液用ポンプやシリンジポンプなどを用い，厳密に投与速度を管理する必要がある（図4）．皮下輸液法は，病院ではあまり行われない印象ではあるが，感染や出血のリスクが低く管理が簡便であるため，在宅医療の現場でしばしば使用される．皮下輸液では皮下組織に点滴液による膨隆を認めるが，これは正常な所見である．末梢静脈ルートは前腕や手にとられることが多く，中心静脈ルートは頚部か鎖骨下が多い．しかしケースによっては関節にかかる位置に固定されていたりするため，誤って留置針が抜けたりしないように，動作による点滴ルートへの影響は，常に意識しておくべきだろう．挿入部位の発赤やドレッシング材内への

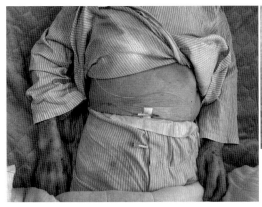
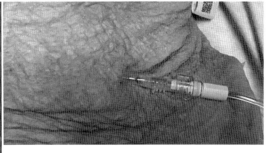

図 2.
皮下輸液ルートと穿刺部位の皮下膨隆

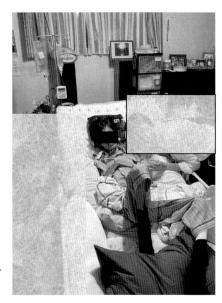

図 3.
終末期の在宅ケア
中心静脈栄養と輸液ポンプ

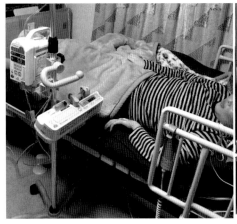
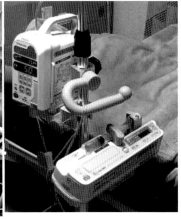

図 4.
強心剤持続投与を行うため
のシリンジポンプ

薬液の漏出があれば直ぐに医師や看護師に報告し，患者の移動や更衣の際に誤って抜けてしまったりしないように，介助方法を介助者と確認しておくと良いだろう。

## 2．在宅酸素療法(HOT)

慢性呼吸器疾患や心不全などにて，自宅での酸素吸入が必要なことがある。室内では主に据え置き型の酸素濃縮器から，経鼻カニューレやマスクによって投与される。安静時，活動時，就寝中で

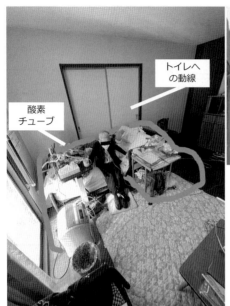
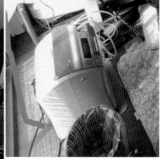

a | b

図 5.
転倒予防と普段からの動線を変えないように，本人と相談のうえ酸素チューブはベッドの後ろを通している。
b は酸素濃縮器（家庭用電源で酸素を 7 ℓ／分まで投与できる）

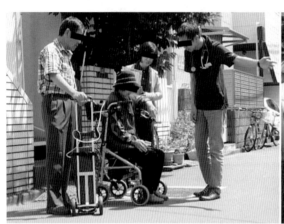
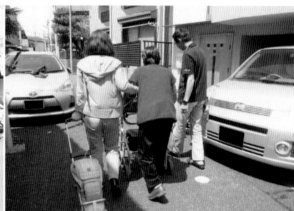

図 6. 酸素ボンベを持って屋外歩行練習
車の乗降についての介護指導も行う．

投与量が異なる場合があり，医師からの指示を確認する必要がある．特に COPD などの慢性呼吸器疾患では，酸素濃度の設定により $CO_2$ ナルコーシスを引き起こすことがあるため，医師からの指示を遵守する必要がある．また自宅内では食事やトイレなど，ADL に即した動線を意識して酸素濃縮器を設置する場所や，酸素チューブの長さや配置などを検討する（図 5，6）．

日常生活の注意点として最も気をつける点は，酸素吸入時の火傷，火災の危険である．酸素吸入時に喫煙をしないことは当然のこと，酸素吸入時の火気の使用には十分に注意するように指導することも，大切である[6]．

最近では，加温・加湿された酸素と空気の混合気体を高流量で投与する「ハイフローセラピー」も，在宅で行えるようになっている．

### 3．人工呼吸器

人工呼吸器に依存した状態で生活に戻るケースがあり，特に小児ではその歴史は古い．長期間の呼吸器使用では気管切開が行われるケースが多いが，気管内挿管の状態で退院することもある．また呼吸器の中にも，心不全に対する治療として用

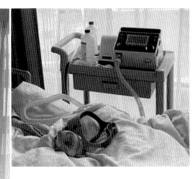

a | b

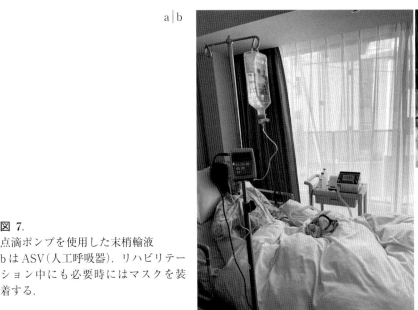

**図 7.**
点滴ポンプを使用した末梢輸液
b は ASV（人工呼吸器）．リハビリテー
ション中にも必要時にはマスクを装
着する．

いられるサーボ制御圧感知型人工呼吸器（ASV）
や，睡眠時無呼吸症候群の治療で用いられる持続
陽圧呼吸療法（CPAP）なども，一般的に在宅で使
用されている（**図 7**）．

　セラピストが呼吸器の設定を変更することは原
則ないが，転倒やリハビリテーション中にうっか
り配管が外れてしまった場合などに確認するポイ
ントを事前に覚えておくと良いだろう．特にマス
クの着脱手技については，必ず確認をしておく．

### 4．経腸栄養チューブ

　経口摂取が困難な患者の代償的栄養投与方法
で，鼻から胃や食道へチューブを留置する方法
（NG 法，NE 法），食事のたびに毎回口から胃や食
道へチューブを挿入し終了後に抜去する方法
（IOG 法，IOE 法），胃ろう（PEG），胃ろうから
チューブの先端を空腸に留置する（PEG-J），開腹
し直接空腸にチューブを留置する腸ろう（PTEG）
などがある．

　在宅で遭遇する頻度は低いと思われるが，胃ろ
う造設後，1〜2 週間以内の，ろう孔が完成する前
に胃ろうカテーテルが（事故）抜去されると，胃内
容液の腹腔内への漏出によって汎発性腹膜炎など
の重篤な合併症が発生する．したがって，この時期
にはカテーテルの事故抜去が起こらないように細

心の注意を払う必要がある[7]．

### 5．膀胱留置カテーテル

　入院中でも在宅でも，点滴と並び遭遇頻度が高
いもので，経尿道的にカテーテルを挿入し固定用
バルーンで膀胱内に固定する方法が，一般的に
「バルーン」と呼ばれている．尿路に通過障害のあ
る際に側腹部から腎臓へ腎盂バルーンカテーテル
を留置する「腎ろう」や，下腹部の腹壁から直接膀
胱内にカテーテルを留置する「膀胱ろう」という方
法もある．

　採尿バックから膀胱内への尿の逆流を防ぐた
め，バッグは膀胱よりも低い位置に保つ必要があ
り，尿道カテーテルのねじれや閉塞がなく，尿が
流出していることを確認する．また，採尿バッグ
は床に接触しないように注意する[8]．

　また，稀に採尿バッグ内の尿が紫色に染まって
いることがある．これは初めて見るととても驚く
が，「紫色蓄尿バッグ症候群（purple urine bag
syndrome；PUBS）」と言い，主に便秘と尿路感染
症により起こるもので，発熱などがなければ治療
の必要はない．

### 6．特殊なケース

　腎不全患者の血液浄化療法である血液透析
（HD）は，週に 2〜3 回，透析のできる医療機関に

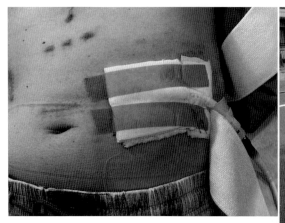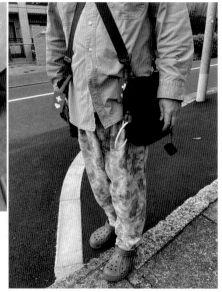

図 8.

a：植込型補助人工心臓のドライブライン
b：外出時には人工心臓のコントローラー，バッテリー，予備バッテリーを携行する.

通院して行う必要があったが，最近では自宅で血液透析を行うケースもある．在宅での腹膜透析（PD）は更に普及していて，いずれも血管や腹腔内にカテーテルを留置する.

心移植までの待機期間に左室補助人工心臓（LVAD）を用いることがあったが，2020 年，心臓移植を前提としない植込型補助人工心臓（VAD）が認可され，日本での症例数が増えている．VADは，血液を送るポンプなど機械の大部分は体内に植え込まれているが，ポンプに電力や指令を供給するドライブラインが腹部の皮膚から体外に露出して，体外のコントローラー，バッテリーと接続されている（図 8）.

## おわりに

当院にて訪問リハビリテーションを行っている90 名について，2023 年 10 月の時点でカテーテルやチューブを留置している人数は，16 名であった．内訳は，在宅酸素 9 名，尿カテーテル 3 名，胃ろう 2 名，皮下点滴 1 名，VAD 1 名であった.

一見少ないように思えるが，重症患者や癌末期患者は，そもそも介入期間が短いことが多く，実際には様々な症例を経験する.

在宅は人生最後の居場所としてだけではなく，治療の場としても選択できるようになってきている．また，様々なチューブ，カテーテルを使用しながら社会の一員として，今まで通りに働くこともできるようになってきている．リスク管理を徹底し，関係者が良好にコミュニケーションを取り，患者個々に合わせた管理をすることが必要である（図 9）.

本稿が患者の安全を守り，また医療介護従事者にとって，新たな挑戦のきっかけになれば，僥倖である.

## 文 献

1) 全日病ニュース，2023 年 8 月 1 日号.
2) 厚生労働省医政局指導課　在宅医療推進室：在宅医療・介護あんしん 2012.
3) Macdonald MT, et al：Examining markers of safety in homecare using the international classification for patient sefety. *BMC Health Serv Res*, 13：191, 2013.
Summary COPD と慢性心不全における在宅医療での医療安全について，WHO が提唱した概念的枠組み（ICPS）を用いて分析している．スコーピングレビュー．医療安全に関する因子がわかり

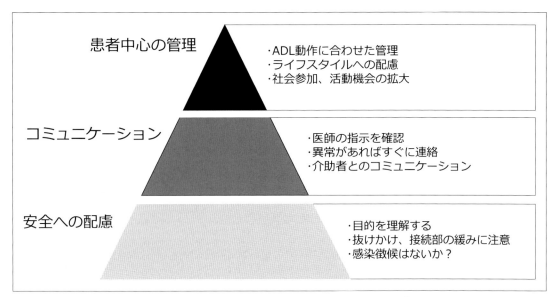

図 9. 生活期リハビリテーションにおけるカテーテル管理

やすく分類されている.

4) 日本リハビリテーション医学会リハビリテーション医療における安全管理・推進のためのガイドライン策定委員会編, リハビリテーション医療における安全管理・推進のためのガイドライン第2版, 診断と治療社, 2018.
Summary リハビリテーションに関する医療安全について, 色々な症候や, 事象(転倒, 窒息, チューブ抜去, など)にわけて解説されているガイドライン.

5) 地域包括ケアシステムにおけるかかりつけ医の生活期リハビリテーションへの対応マニュアル, 三菱UFJリサーチ&コンサルティング, 2017.

6) 平田一人ほか:COPDの診断と治療の進歩. 日内会誌, **101**(6):1637-1652, 2012.

7) 日本静脈経腸栄養学会編, 静脈経腸栄養ガイドライン第3版, 照林社, 2013.

8) 日本泌尿器科学会尿路管理を含む泌尿器科領域における感染制御ガイドライン作成委員会編, 尿路管理を含む泌尿器科領域における感染制御ガイドライン(改訂第2版). メディカルレビュー社, 2021.

MB Med Reha **No.296**：**64-72**, 2024

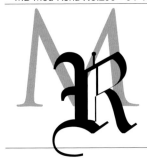

特集／知らなかったでは済まされない！
ドレーン・カテーテル・チューブ管理の基本と注意点

# 急性期医療におけるドレーン・カテーテル・チューブ管理における医療安全管理

橋本美雪*

Abstract　高度な医療の提供が求められている特定機能病院は，様々な疾患や多様な合併症を持つ患者が対象となる．それらの患者は，ドレーン・カテーテル・チューブ（以下，チューブ類）が留置されていることが少なくない．医療者は，患者の残存機能を衰退させることなく早期からリハビリテーションを開始し，社会復帰をするための医療を提供する役割がある．そしてリハビリテーションが行われる環境は，理学療法士・作業療法士・言語聴覚士・医師や看護師などの様々な職種が関わる場所で実施される．我々医療者は，チューブ類を留置した状態でリハビリテーションを受ける患者に対し，安全を保証し早期回復に導くために管理は重要となる．しかし，医療機関におけるチューブ類トラブル報告は，上位に入る項目であり予防対策と管理が必要である．
　そこで，医療安全管理を経験した看護師長の視点で「急性期医療におけるドレーン・カテーテル・チューブ管理における医療安全管理」と題して，データと事例を交えて紹介する．

Key words　医療安全（medical safety），リハビリテーション（rehabilitation），ドレーン・カテーテル・チューブ管理（drain・catheter・tube management），予定外抜去（unscheduled removal）

## はじめに

　近年，安全管理への取り組みが臨床現場で積極的に行われている．急性期病院においてのリハビリテーションは，様々な疾患や多様な合併症を持つハイリスク者が対象になり，それらの患者は，ドレーン・カテーテル・チューブ（以下，チューブ類）が留置されていることも少なくない．そのため患者の安全を保証し，早期回復に導くため，チューブ類の管理は重要である．しかし，医療機関におけるチューブ類トラブルの報告は，上位に入る項目である．また，チューブ類管理の実施場所は，床上・病棟内や廊下，訓練室など多岐にわたるため，理学療法士・作業療法士・言語聴覚士といった専門職と医師や看護師など，多職種が関わってい

る．このような状況から，医療者は，リハビリテーションを受ける患者へ質の高い医療を計画的に安全かつ適切に実施する取り組みを強化しなくてはならない．そこで，公益社団法人　日本医療機能評価機構発行第63回報告書（2020年7月～9月）医療事故情報収集等事業から「リハビリテーションを受けている患者に関連した事例」[1]からのデータと事例の内容を引用し，当院の安全管理体制，「リハビリテーション」・「チューブ類」に関する内容の紹介をデータと事例を交え報告する．

## 当院概要

　1974年に開院，栃木県の南部に位置する特定機能病院でドクターヘリの基幹病院でもある．病床数は1,195床，診療科は31科，外来患者数平均

* Miyuki HASHIMOTO，〒321-0293 栃木県下都賀郡壬生町大字北小林880　獨協医科大学病院看護部，看護師長

**表 1.** リハビリテーションに関する報告事例の種類

| 種　類 | 医療事故情報 | ヒヤリ・ハット事例 |
|---|---|---|
| 転倒・転落 | 16 | 63 |
| 転倒・転落以外の外傷 | 16 | 34 |
| 全身状態の悪化 | 9 | 29 |
| **チューブ類のトラブル** | **5** | **23** |
| 免荷・荷重の指示からの逸脱 | 1 | 5 |
| 患者間違い | 1 | 1 |
| 酸素の投与忘れ・残量不足 | 0 | 2 |
| 創部のトラブル | 0 | 2 |
| 物品の管理不足 | 0 | 2 |
| その他 | 1 | 7 |
| 合計 | 49 件 | 168 件 |

（文献 1 より改変して引用）

**表 2.** リハビリテーションに関する報告事例に関連したチューブ類

| チューブの種類 | 医療事故情報 | ヒヤリ・ハット事例 |
|---|---|---|
| **気管切開チューブ** | **4** | **2** |
| 腹腔ドレーン | 1 | 0 |
| **末梢静脈ライン** | **0** | **16** |
| 経鼻栄養チューブ | 0 | 2 |
| 膀胱留置カテーテル | 0 | 1 |
| 動脈ライン | 0 | 1 |
| 皮下用ポートに接続したライン | 0 | 1 |
| 合計 | 5 件 | 23 件 |

（文献 1 より改変して引用）

**表 3.** トラブルの分類と発生場面

| 分類 | リハビリテーション開始前 | 実施中 | 休憩中 | 終了後 | 計 |
|---|---|---|---|---|---|
| 抜去 | 0 | **4** | 0 | 0 | 4 |
| 血管外漏出 | 1 | 2 | 0 | 1 | 4 |
| 接続外れ | 0 | 2 | 0 | 0 | 2 |
| 滴下不良 | 1 | 1 | 0 | 0 | 2 |
| 閉塞 | 0 | 1 | 1 | 0 | 2 |
| 逆血 | 0 | 1 | 0 | 0 | 1 |
| 穿刺部出血 | 0 | 1 | 0 | 0 | 1 |
| 合計 | 2 | 12 | 1 | 1 | **16** |

（文献 1 より改変して引用）

2,100 名/日，入院患者数平均 903 名/日，在院日数は 12.1 日．第 3 土曜日以外は土・日祝日も予定入退院がある．

手術件数：9,042 件（予定 7,831，緊急 1,211）

インシデント・アクシデント報告件数：約 5,000 件/年

リハビリテーション実施延べ件数：111,740 件

リハビリテーション実施人数：12,437 人

（2022 年度 当院病院年報から引用）

### 日本医療機能評価機構においての医療事故情報収集等事業から

#### 1．用語の定義

医療事故情報とは，誤った医療や管理を行った，または明らかではないが行った医療または管理に起因して，患者が死亡もしくは心身の障害が残った事例，予期しなかったもしくは予測したも

のを上回る医療処置と，その他の治療を要した事例や医療機関内における事故発生の予防および再発の防止に資する事例を言う．ヒヤリ・ハット事例とは，医療に誤りがあったが患者に実施される前に発見された，誤った医療が実施されたが，患者への影響が認められなかった事例または軽微な処置・治療を要した事例や誤った医療が実施されたが，患者への影響が不明の事例と定義している．

#### 2．「リハビリテーション」と「チューブ類」についての報告数・種類

医療事故情報とヒヤリ・ハット報告の 2 種類を合算し報告数とした．リハビリテーションの際に発生した医療事故情報事例 49 件，ヒヤリ・ハット事例 168 件，計 217 件である．リハビリテーション部門と病棟の情報共有に関連した事例，医療事故情報 17 件，ヒヤリ・ハット事例 11 件，計 28 件であった．

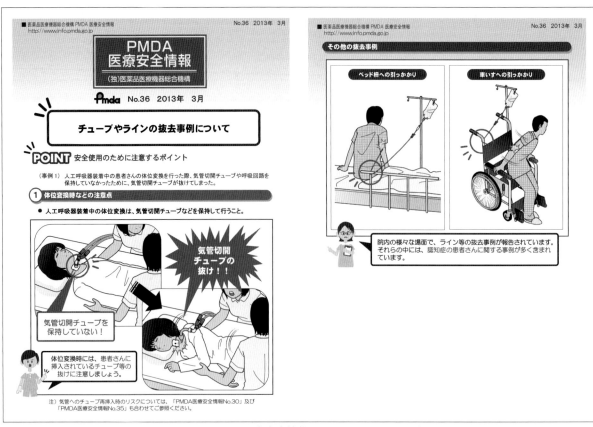

図 1. PMDA 医療安全情報. No.36. 3 月. 2013 年

表1からわかるようにリハビリテーションに関わる報告は、「転倒・転落」が多いことがわかる. 今回は，テーマに沿ったチューブ類のトラブルについて報告する. 表2で示すように，チューブ類のトラブル事例は医療事故情報が5件，ヒヤリ・ハット事例が23件，計28件であった. 医療事故情報事例において，発生すると生命の危険に至る可能性が高い気管切開チューブに関連した事例とヒヤリ・ハット事例の末梢静脈ラインに関連した事例についてまとめる（表3）.

末梢静脈ラインに関連した事例は16件ですべてヒヤリ・ハット事例であった. 発生場面はリハビリテーション実施中が多く，内容は抜去が最も多かった.

図1で示すような医薬品医療機器総合機構（PMDA）発行の医療安全情報の注意喚起ポスターなども存在する.

## 3. 当院での医療安全

図2に示すように，当院では，電子版「医療事故防止対策マニュアル」と「医療安全管理マニュアルポケット版」が存在し，これは医療者・患者双方が「安全」に対し適切な医療安全管理を推進し，安全な医療の提供に資するために整備されたものである. 職員は，勤務の際にポケット版を携帯している. それらに掲載されている内容は，インシデント・アクシデントなどの用語の定義，ドレーン管理・転倒転落予防策など30項目について業務遂行時に確認すべきポイントが掲載されている.

当院におけるインシデントとは，医療において本来の目的からはずれた行為や事態の発生を意味し，レベルは0〜3aとしている. アクシデントとは，医療において，本来の目的からはずれた行為や事態の発生に起因し，傷害（障害）が生じた事象であり，レベルは，3bから死亡の5までと定義している.

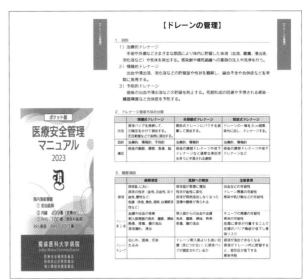

図 2.
医療安全管理マニュアルポケット版と電子版
医療事故防止対策マニュアルの掲載内容一部
抜粋

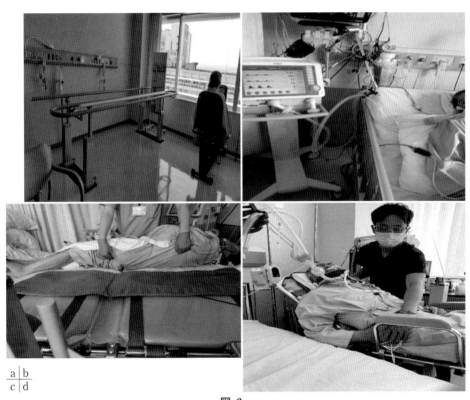

a | b
c | d

図 3.
a：脳神経外科病棟リハビリテーション室の風景
b～d：救命救急センター病棟リハビリテーション開始前移動時準備風景

また，院内には「診療業務マニュアル」があり，その中に「リハビリテーション手順」がある．掲載内容は，疾患別の適応疾患，状態，対処法，医師・療法士業務手順などであり，医療者・患者双方が安全にリハビリテーションに関わることができるように手順書として作成され，院内職員が閲覧可能である．

リハビリテーション実施場所は，リハビリテーション室，心臓リハビリテーション室，脳神経外科・整形外科病棟設置のリハビリテーション室，脳卒中専門の集中治療室 SCU（stroke care unit）

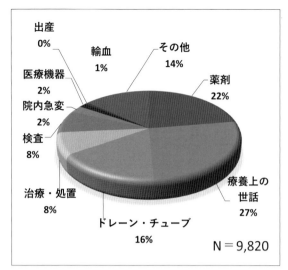

図 4. 当院インシデント・アクシデント報告割合
（2021 年度〜2022 年度）

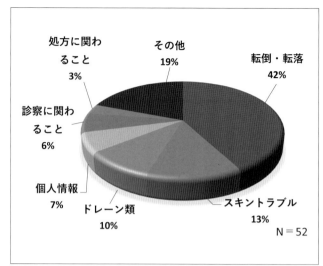

図 5. 当院リハビリテーションに関するインシデント・ア
クシデント報告割合（2021 年度〜2022 年度）

リハビリテーション室，ベッドサイドリハビリテーションなどがある．疾患別リハビリテーションに適応する疾患は，脳血管疾患，運動器疾患，呼吸器リハビリテーション，がん患者リハビリテーション，心臓リハビリテーションなどである．集中治療室(ICU)や救命救急センター病棟では，専従の理学療法士が積極的にリハビリテーションを実施している（**図 3**）．

**図 4** の通り，2 年間のインシデント・アクシデント報告は，9,820 件であり，内容は，転倒転落・スキントラブルなどの療養上の世話が 1 位，薬剤に関連するものが 2 位，であった．次に，2 年間のインシデント・アクシデント報告の中から「リハビリテーション」に関するインシデント・アクシデントを**図 5** のグラフにまとめた．今回のテーマであるチューブ類（ドレーンと表示）の報告割合は全体の 10％あった．

以下，発生すると生命の危険に至る可能性が高い，気管切開チューブ管理と末梢静脈ライン管理 2 点の観察とチェックポイントについて述べる．

## 気管カニューレの管理

### 1．トラブル発生の要因

① 気管挿管・気管切開チューブの不適切または不十分な管理や，蛇管の重みで抜ける

② 固定テープのゆるみや剥がれ，気管切開チューブの固定のための紐やホルダーの外れやゆるみ，カフ圧力の低下

③ 患者の咳嗽反射などにより，気管チューブが押し出される

④ せん妄などによる患者の自己抜去

⑤ 不適切な体位変換や移動，患者の体動により，気管チューブが引っ張られる

### 2．チェックポイント

□ カニューレの種類，サイズの確認をする

□ 術式と気管切開孔の確認をする

□ カフ圧測定を行い適切であるか

□ 固定の紐またはベルトのゆるみに指が 1 本入る隙間があるか．それ以上ゆるい場合は再固定する

### 3．気管カニューレの予定外抜去時のチェックポイント

① 呼吸状態を観察し，気道の確保に努める

② 気管切開後早期（1 週間以内）の場合

　　□ 主治医または当直医に連絡

　　□ 術式と気管切開孔の確認を行う

　　□ 口腔からの気管挿管の検討，気管支ファイバー，気管切開縫合セットの準備

③ 気管切開 1 週間以上の場合

　　□ 主治医または当直医に連絡

□同サイズとその前後サイズのカニューレを
　準備(気管カニューレの通路ができているの
　で再挿入可能なことが多い)

気管切開術後に，人工呼吸器を用いた状態で安全にリハビリテーションを行うために観察および実践すべき内容は以下の通りである.

### 4．患者と人工呼吸器の観察のチェックポイント

□訓練前に患者のVSチェックおよび一般状態の観察をする

□人工呼吸器の設定の確認や作動に問題はないか観察を行う

□リハビリテーション訓練を開始するために移動することを患者へ説明し同意を得る

### 5．環境整備チェックポイント

① 患者のベッド周囲の環境整備を行う

　□ベッドおよびユニバーサルストレッチャー
　　ストッパーはかかっているか

　□介助者のスペース確保はできているか

　□移動に際して，患者へ挿入されているチュー
　　ブ類の長さは十分であり抜去などが生じな
　　いと判断されたか

　□人工呼吸器の蛇管は患者移動に際して十分
　　であるか

### 6．人工呼吸器管理チェックポイント

□蛇管に溜まっていた水分が気管に逆流しないように確認し対処する

□人工呼吸器の蛇管や接続部を把持した状態を2人で対応する．蛇管は接続部より高い位置にしない

□移動に際しベッド上の安楽枕や毛布などが整理されているか．引っかかったりしない状況であることを確認し開始する

### 7．まとめ

気管切開チューブやカニューレの抜去や逸脱・迷入などのトラブルは，患者に与える影響が多大になることを認識し管理が必要である．予定外抜去を招く要因に基づいて防止策を講じることが重要である.

院内のルールに基づいて，チューブ類の固定や管理の確実な実施と予定外抜去が起こってしまった時の迅速かつ適切な対応が求められる．なお，予定外抜去が生命を脅かす危険に直結する場合には，拘束を行わなければならない状況に置かれることもある.

この場合には，自施設の拘束に対する方針と実施に関する基準に基づいて対応する.

## 末梢静脈ライン管理

末梢静脈ラインを確保した状態で，安全にリハビリテーション訓練を行うために観察・確認事項および実践すべき事項を示す(図6).

### 1．患者・挿入部位観察チェックポイント

□予定外抜去に至らないために院内採用物品の選択と患者の皮膚の状態をアセスメントし固定を実施する

□リハビリテーション訓練前に患者の一般状態の観察をする

□挿入部位の固定材の剥がれはないか．剥がれかかっている状態で固定テープを重ねて貼り補強しても効果は薄いため貼り替えを推奨する

□末梢静脈ラインの刺入部位や固定状態の観察を行う．固定が剥がれていた際は再固定を行う．その際，固定フィルム材が剥離しにくい場合でもチューブ破損や皮膚への傷害が生じる報告があることからはさみは使用しない

□末梢静脈ラインに接続部がある際は，ゆるみがないか確認しゆるんでいたら閉めるなど対応する．動いた後の位置関係を予想し十分であるか判断する

### 2．環境整備チェックポイント

□リハビリテーション訓練を開始するために移動することを患者へ説明し同意を得る

□リハビリテーション訓練に際しての服装や履物は問題ないか観察し，適切な選択をする

□患者のベッド周囲の環境整備を行う

① 移動に際して，輸液から患者へ挿入されている末梢静脈ラインの長さは十分であり抜去など

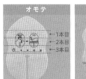

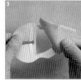

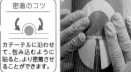

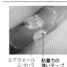
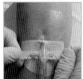

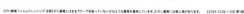

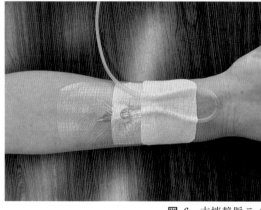
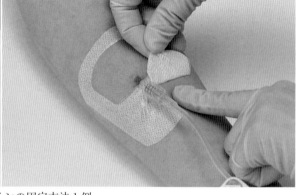

**図 6. 末梢静脈ラインの固定方法1例**
a：貼り方の手順の1例(エアウォールⅣ)(skinix ホームページより引用)
b：末梢静脈ラインが固定されている状態
c：剥がし方の1例(スリーエムヘルスケアジャパン合同会社ホームページより引用)

が生じないと判断したか
□移動に際して，ベッド上の安楽枕や毛布などが整理されているか．引っかかったりしない状況であることを確認し開始する
□点滴台は安定性，コマの滑り，点滴台の脚の部分が安定したもの，手すりのハンドルがついて

いるものを選択する．患者やリハビリテーションスタッフ双方が扱いやすいものを選択する

### 3．まとめ

末梢静脈ラインの固定は使用・管理において，皮膚トラブルなどを起こさないような固定材料を選択し，抜去に至らないように固定する技術を習

得することが必要である．つまり，手技の統一と標準化が求められる．標準化のポイントは，材料の標準化＋知識の標準化＝手順の標準化であると言われているが，最も重要なことは，患者の状態を見極めアセスメントし，患者にとって異物であるチューブ類の必要性が理解できる様に固定し，行動制限が生じることがないように末梢静脈ラインを管理できることが安全につながると言える（図7）．

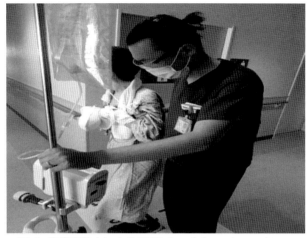

図 7．理学療法士による HCU リハビリテーション室での歩行訓練の様子

## 当院で発生したインシデント報告内容

### 1．点滴の自己抜去報告事例

理学療法士が，高齢で認知症である難聴患者に対し病棟でリハビリテーションを開始しようと準備を開始した．左下肢免荷であるため，板付き車椅子が必要で移乗は全介助であった．

#### 1）問題点

- 数回，点滴の自己抜去の経験がある患者との情報があったがアセスメントが不足していた
- 大部屋であり，十分なスペース確保ができなかった
- 移乗前にルート類の整理をしたが，点滴ルートが思ったよりも短く見誤った

#### 2）改善策

- 点滴がつながった状態であることを認識し，訓練前後はルート類の長さが移動時に十分か確認してから移乗を開始する
- 点滴挿入部の確認作業を徹底する．これらが困難と判断した際は，病棟看護師へ手伝いを依頼する
- 車椅子移乗，移動前後，訓練中のルートの位置，長さ，経路をその都度確認する
- 点滴の自己抜去の経験がある患者であり，常に観察をしながらリハビリテーションを実施する
- 体動が多く，自身で予防困難な際は，病棟看護師と協力し抑制帯やミトンは外さず，リハビリテーションを実施することを検討する

以上のことをスタッフへ伝達し周知する．という報告であった．これらを再発防止のために情報共有し，院内職員が閲覧する仕組みが確立している．

## 記録の徹底

インシデント・アクシデントに至ってしまった際に，患者の安全を第一に対応することは言うまでもないが，使用しているチューブ類の種類・挿入場所・長さ・固定状況・排液の性状など管理している状態がわかるような記録を行う．医師が記載する診療録や看護師が記載する看護記録，経過表を利用した記録は，簡便でなおかつ，多職種と情報を共有できるため推奨できる記録である．

## まとめ

「急性期医療におけるドレーン・カテーテル・チューブ管理における医療安全管理」と題した内容を，日本医療機能評価機構発行のデータからリハビリテーションに関連したチューブ類を抽出しまとめ，さらに当院で報告のあった「リハビリテーション」と「チューブ類」のデータを整理し報告した．

チューブ類を留置した状態で安全にリハビリテーションを受ける患者のために我々医療者がおさえるべきポイントは，

1）チューブ類は患者にとっては異物であることを理解し対応する．
2）チューブ類挿入中の観察項目を知り異常の早

期発見と対応をする.

3）医師とのコミュニケーションと患者の状態を
　アセスメントし，長期にわたるチューブ類の
　留置にならないようなケアを行う.

4）トラブル回避のために多職種と協力し，発生
　の際は，適切な処置を行うための知識，技術
　を習得する.

5）記録の重要性を理解し徹底する.

　以上，対策を講じても発生してしまう事例があ
ることを理解し，患者への影響度をいかに最小限
にするかが最も重要である．そのために医療者
は，学習と発生してしまった事例のデータ収集,
分析と対策が必要と言える.

## 文　献

1）公益財団法人日本医療機能評価機構：医療事故情
　報収集等事業　第63回報告書（2020年7月〜9月）
　（2020年12月閲覧）
　〔http//www.med-safe.jp/〕
　Summary　医療安全対策の推進を図るために，医
　療機関から医療事故情報等の報告データや事例
　を分析し公表されたものである
2）医薬品医療機器総合機構：チューブやラインの抜
　去事例について．安全使用のために注意するポイ
　ント．PMDA医療安全情報．No.36．2013.
3）窪田敬一編，全科　ドレーン・カテーテル・
　チューブ管理完全ガイド，照林社，2015.
　Summary　ドレーン管理の臨床に携わる医師・看
　護師の両者の観点から，医療安全につながる管理
　の実際が記載されている.
4）林　泰広，中野由美子：医療安全と診療の質　ト
　ピックス　Ⅰインシデント・アクシデントの現状
　5．チューブ関連インシデント・アクシデント頻
　度と予防．日内会誌，101（12）：3404-3412，2012.
　Summary　チューブ関連インシデント・アクシデ
　ントの割合と予防策・事故防止のために医師が関
　与すべき点が報告されている.
5）永井秀雄ほか編，臨床に活かせるドレーン＆
　チューブ管理マニュアル，学研メディカル秀潤
　社，2011.
6）窪田敬一編，最新・ナースのための全科ドレーン
　管理マニュアル，照林社，2005.
7）村上美好監，写真でわかる　看護安全管理，イン
　ターメディカ，2007.
8）川村治子：ヒヤリ・ハット11,000事例によるエ
　ラーマップ完全本，医学書院，2003.
9）中島和江ほか編，クリニカルリスクマネジメント
　ナーシングプラクティス，文光堂，2003.

ピン・ボード

## 日本スポーツ整形外科学会 2024（JSOA2024）

**会 期**：2024 年 9 月 12 日（木）～9 月 13 日（金）
**会 長**：熊井 司（早稲田大学スポーツ科学学術院 教授）
　　　　金岡 恒治（早稲田大学スポーツ科学学術院 教授）
**テーマ**：「學」―スポーツ医科学の学び舎―
**会 場**：早稲田大学　大隈記念講堂 早稲田キャンパス
　　　　〒 169-8050 新宿区西早稲田 1-6-1
　　　　リーガロイヤルホテル東京
　　　　〒 169-8613 東京都新宿区戸塚町 1-104-19
**併 催**：第 21 回日韓整形外科スポーツ医学会合同シン
　　　　ポジウム
　　　　2024 年 9 月 14 日（土）　大隈記念講堂
**学会ホームページ**：https://www.huddle-inc.jp/jsoa2024/
**演題募集期間**：2024 年 3 月中旬～4 月末（予定）
**主催事務局**：早稲田大学 スポーツ科学学術院
　　　　〒 359-1192 所沢市三ケ島 2-579-15
**運営事務局**：株式会社ハドル 内
　　　　〒 160-0022 東京都新宿区新宿 3 丁目 5-6
　　　　キューブプラザ新宿 3 丁目 6F
　　　　TEL：03-6322-7972　　FAX：03-6369-3140
　　　　E-mail：jsoa2024@huddle-inc.jp

## 第 24 回日本褥瘡学会中国四国地方会学術集会

**会 期**：2024 年 3 月 17 日（日）
**会 場**：高知市文化プラザかるぽーと
　　　　〒 781-9529　高知市九反田 2-1
**会 長**：赤松 順（社会医療法人近森会 近森病院 形成外科）
**テーマ**：レジリエント・コミュニケーション in 高知
　　　　―職種を超えて再発見！―
**ＵＲＬ**：https://www.kwcs.jp/jspucs24/
**参加費**：事前参加費
　　　　会員 3,000 円・非会員 4,000 円・学生 1,000 円
　　　　当日参加費
　　　　会員 4,000 円・非会員 5,000 円・学生 1,000 円
**プログラム**：
**特別講演**：褥瘡潰瘍マネージメント～診断から治療,
創傷衛生まで～
　　　　演者：宮内律子（山口総合医療センター形成外科）
**特別フォーラム I**：急性期から地域につながる栄養管
理～タスクシフト・タスクシェアの時代に向けて～
　　　　演者：宮島 功（近森病院栄養部）
**特別フォーラム II**：私たち薬剤師に出来ること　褥瘡
の薬学的管理
　　　　演者：筒井由香（近森病院 薬剤部長）
**ランチョンセミナー**：ノーリフトケアを浸透させるた
めの考え方
　　　　演者：藤井香織（鳥取大学医学部附属病院）
**スイーツセミナー**：地域における創傷管理と特定行為
　　　　演者：平良亮介（水島協同病院 看護師長）
**アフタヌーンセミナー**：エアマットレスは全自動の時
代に
　　　　演者：高野 学（株式会社モルテン）
**教育講演**：速報!! 2024 年 W 改定：褥瘡にかかわる
診療報酬・介護報酬―医療行政の大改革と併せて読み解く―
　　　　演者：高水 勝（アルケア株式会社）
**ハンズオン 1**　※事前申し込み
フットケア入門～爪切りから始めよう!!～
**ハンズオン 2**　※事前申し込み
～効果的な貼付方法, 普段からの疑問を解消しちゃいます～
**ハンズオン 3**　※事前申し込み
分かりやすい創傷衛生のテクニック～洗い方・被覆方
法のポイントを知ろう
**ハンズオン 4**　※当日先着順
最新のデブリードマン体験～超音波デブリードマンと
ウンドクロスを用いて～
**事前参加登録期間・申し込み方法**：
　　　　23 年 10 月 3 日（火）正午～24 年 3 月 8 日（金）正午
　　　　大会ホームページより WEB 参加登録フォームから
　　　　お申し込みください.
**事務局**：
　　　　社会医療法人近森会 近森病院 形成外科
　　　　〒 780-8522　高知県高知市大川筋一丁目 1-16
**運営事務局**：
　　　　株式会社キョードープラス
　　　　〒 701-0205　岡山県岡山市南区妹尾 2346-1
　　　　TEL：086-250-7681　FAX：086-250-7682
　　　　E-mail：jspucs24@kwcs.jp

◀さらに詳しい情報は
HP を CHECK！

73

# FAX による注文・住所変更届け

改定：2024 年 1 月

毎度ご購読いただきましてありがとうございます.

読者の皆様方に弊社の本をより確実にお届けさせていただくために，FAX でのご注文・住所変更届けを受けつけております. この機会に是非ご利用ください.

## ◎ご利用方法

FAX 専用注文書・住所変更届けは，そのまま切り離して FAX 用紙としてご利用ください. また，注文の場合手続き終了後，ご購入商品と郵便振替用紙を同封してお送りいたします. **代金が税込 5,000 円をこえる場合，代金引換便とさせて頂きます.** その他，申し込み・変更届けの方法は電話，郵便はがきも同様です.

## ◎代金引換について

代金が税込 5,000 円をこえる場合，代金引換とさせて頂きます. 配達員が商品をお届けした際に，現金またはクレジットカード・デビットカードにて代金を配達員にお支払い下さい(本の代金＋消費税＋送料). （※年間定期購読と同時に 5,000 円をこえるご注文を頂いた場合は代金引換とはなりません. 郵便振替用紙を同封して発送いたします. 代金後払いという形になります. 送料は，定期購読を含むご注文の場合は弊社が負担します）

## ◎年間定期購読のお申し込みについて

年間定期購読は，1 年分を前金で頂いておりますため，代金引換とはなりません. 郵便振替用紙を本と同封または別送いたします. 送料弊社負担，また何月号からでもお申込み頂けます.

毎年末，次年度定期購読のご案内をお送りいたしますので，定期購読更新のお手間が非常に少なく済みます.

## ◎住所変更届けについて

年間購読をお申し込みされております方は，その期間中お届け先が変更します際，必ずご連絡下さいますようよろしくお願い致します.

## ◎取消，変更について

取消，変更につきましては，お早めに FAX，お電話でお知らせ下さい.

返品は，原則として受けつけておりませんが，返品の場合の郵送料はお客様負担とさせていただきます. その際は必ず弊社へご連絡ください.

## ◎ご送本について

ご送本につきましては，ご注文がありましてから約 1 週間前後とみていただきたいと思います.

## ◎個人情報の利用目的

お客様から収集させていただいた個人情報，ご注文情報は本サービスを提供する目的(本の発送，ご注文内容の確認，問い合わせに対しての回答等)以外には利用することはございません.

その他，ご不明な点は弊社までご連絡ください.

株式会社 全日本病院出版会　〒113-0033 東京都文京区本郷 3-16-4-7F
電話 03(5689)5989　FAX03(5689)8030　郵便振替口座 00160-9-58753

# FAX 専用注文書 リハ2401

年　　月　　日

| ○印 | Monthly Book Medical Rehabilitation | 定価(消費税込み) | 冊数 |
|---|---|---|---|
| | **2024年1月～12月定期購読**(送料弊社負担) | 40,150 円 | |
| | MB Med Reha No.293 リハビリテーション医療の現場で役立つくすりの知識　増大号 | 4,400 円 | |
| | MB Med Reha No.289 リハビリテーション診療に必要な動作解析　増刊号 | 5,500 円 | |
| | MB Med Reha No.280 運動器の新しい治療法とリハビリテーション診療　増大号 | 4,400 円 | |
| | MB Med Reha No.276 回復期リハビリテーション病棟における疾患・障害管理のコツ Q&A—困ること，対処法—　増刊号 | 5,500 円 | |
| | MB Med Reha No.269 種目別スポーツ　リハビリテーション診療 —医師の考え方・セラピストのアプローチ—　増大号 | 4,400 円 | |
| | MB Med Reha No.267 実践！在宅摂食嚥下リハビリテーション診療　増刊号 | 5,500 円 | |
| | バックナンバー(号数と冊数をご記入ください) | | |

| ○印 | Monthly Book Orthopaedics | 定価(消費税込み) | 冊数 |
|---|---|---|---|
| | **2024年1月～12月定期購読**(送料弊社負担) | 42,570 円 | |
| | MB Orthopaedics Vol.36 No.10 整形外科外来 Red Flags 2023　増刊号 | 6,600 円 | |
| | MB Orthopaedics Vol.36 No.5 大人とこどものスポーツ外来 上肢・体幹編　増大号 | 5,720 円 | |
| | バックナンバー(巻数号数と冊数をご記入ください 例：36-12 など) | | |

| ○印 | 書籍 | 定価(消費税込み) | 冊数 |
|---|---|---|---|
| | 輝生会がおくる！リハビリテーションチーム研修テキスト—チームアプローチの真髄を理解する— | 3,850 円 | |
| | 四季を楽しむ　ビジュアル嚥下食レシピ | 3,960 円 | |
| | 優投生塾 投球障害攻略マスターガイド【Web動画付き】 | 7,480 円 | |
| | 足の総合病院・下北沢病院がおくる！ポケット判 主訴から引く足のプライマリケアマニュアル | 6,380 円 | |
| | 外傷エコー診療のすすめ【Web動画付】 | 8,800 円 | |
| | 明日の足診療シリーズⅣ　足の外傷・絞扼性神経障害、糖尿病足の診かた | 8,690 円 | |
| | 明日の足診療シリーズⅢ　足のスポーツ外傷・障害の診かた | 9,350 円 | |
| | 明日の足診療シリーズⅡ　足の腫瘍性病変・小児疾患の診かた | 9,900 円 | |
| | 明日の足診療シリーズⅠ　足の変性疾患・後天性変形の診かた | 9,350 円 | |
| | 運動器臨床解剖学—チーム秋田の「メゾ解剖学」基本講座— | 5,940 円 | |
| | 足関節ねんざ症候群—足くびのねんざを正しく理解する書— | 6,050 円 | |
| | 睡眠環境学入門 | 3,850 円 | |
| | 健康・医療・福祉のための睡眠検定ハンドブック up to date | 4,950 円 | |
| | 小児の睡眠呼吸障害マニュアル第2版 | 7,920 円 | |

お名前
フリガナ　　　　　　　　　　　　　　　　　　㊞
診療科

ご送付先
〒　　－

□自宅　　□お勤め先

電話番号

□自宅
□お勤め先

バックナンバー・書籍合計
5,000円以上のご注文
は代金引換発送になります

―お問い合わせ先―
㈱全日本病院出版会営業部
電話 03(5689)5989

FAX 03(5689)8030

年　　月　　日

# 住 所 変 更 届 け

| お 名 前 | フリガナ |  |
|---|---|---|
| お客様番号 |  | 毎回お送りしています封筒のお名前の右上に印字されております8ケタの番号をご記入下さい。 |
| 新お届け先 | 〒　　　　　都 道<br>　　　　　　府 県 |  |
| 新電話番号 | （　　　　　） |  |
| 変更日付 | 年　　月　　日より | 月号より |
| 旧お届け先 | 〒 |  |

※ 年間購読を注文されております雑誌・書籍名に✓を付けて下さい。

☐ Monthly Book Orthopaedics （月刊誌）

☐ Monthly Book Derma. （月刊誌）

☐ Monthly Book Medical Rehabilitation （月刊誌）

☐ Monthly Book ENTONI （月刊誌）

☐ PEPARS （月刊誌）

☐ Monthly Book OCULISTA （月刊誌）

FAX 03-5689-8030

全日本病院出版会行

# MEDICAL REHABILITATION

**バックナンバー一覧**

各号定価 2,750 円(本体 2,500 円＋税)．（増刊・増大号を除く）
在庫僅少品もございます．品切の場合はご容赦ください．
（2023 年 12 月現在）

掲載されていないバックナンバーにつきまし
ては，弊社ホームページ（www.zenniti.com）
をご覧下さい．

**2024 年 年間購読 受付中！**
年間購読料 40,150 円(消費税込)(送料弊社負担)
(通常号 11 冊＋増大号 1 冊＋増刊号 1 冊：合計 13 冊)

click

全日本病院出版会 　　　 検索

**Monthly Book Medical Rehabilitation　No.296**

2024 年 1 月 15 日発行（毎月 1 回 15 日発行）
定価は表紙に表示してあります．
Printed in Japan

発行者　　末　定　広　光
発行所　　株式会社　全日本病院出版会
〒 113-0033 東京都文京区本郷 3 丁目 16 番 4 号 7 階
　　電話 （03） 5689-5989　Fax （03） 5689-8030
　　郵便振替口座 00160-9-58753

印刷・製本　三報社印刷株式会社　　電話 （03）3637-0005
広告取扱店　株式会社文京メディカル　電話 （03）3817-8036

© ZEN・NIHONBYOIN・SHUPPANKAI, 2024